Dr. Michelle HAINTZ

MIT FREUDE ZU DEINEM IDEALGEWICHT

Dein Weg zur Traumfigur - zunehmen oder abnehmen leicht gemacht

Erstveröffentlichung September 2021

Bibliographische Information der Deutschen Nationalbibliothek

Die Deutsche Nationalbibliothek verzeichnet diese Publikation in der deutschen Nationalbibliographie; detaillierte bibliographische Daten sind im Internet über http://dnb.d-nb.de abrufbar.

Autorin: © Dr. Michelle Haintz dr.michelle.haintz@aon.at

Layout und Satz: Dr. Michelle Haintz

Umschlaggestaltung: Angelina Schulze und Dr. Michelle Haintz

Coverbild: © Anna Ismagilova – Adobe.Stock

Verlag: Angelina Schulze Verlag
Am Mühlenkamp 15, 38268 Lengede

verlag@angelina-schulze.com
https://as-infothek.de
https://angelina-schulze-verlag.de

ISBN: 978-3-96738-167-2

Inhaltsverzeichnis

Dieses Buch will und kann keine ärztliche Diagnose und Therapie ersetzen. Die Empfehlungen, die du hier findest, sind von der Verfasserin mehrfach erprobt und für wirksam befunden worden, jedoch kann keine Garantie für ihre Wirksamkeit übernommen werden! So ist eine Haftung für irgendwelche Schäden ausgeschlossen, und weder Verlag noch Verfasserin können für die Folgen, die aus der praktischen Anwendung oder dem Missbrauch der in diesem Buch enthaltenen Hinweise entstehen können, verantwortlich gemacht werden!

Vorwort der Autorin

Albert Einstein sagte:

„Man kann auf zweierlei Weise leben: der eine findet nichts verwunderlich, für den anderen ist alles ein Wunder."

In diesem Sinne möchte ich mit einer Frage beginnen:

Wie wäre es, wenn die Lektüre dieses Buches in deinem Leben Wunder bewirken würde?

Wunder, die du nie für möglich gehalten hättest?

Weil du sie bisher auch nicht erlebt hast?

Und auch sonst niemand in deinem Umfeld?

Wäre das nicht wundervoll?

Die aktuelle Weltsituation hat vielen von uns eine (meist ungewollte) Gewichtszunahme beschert; einigen aber auch eine (oft ebenso ungewollte) Gewichtsabnahme gebracht – allerdings scheint mir das Thema „Fehlgewicht" zu jeder Zeit relevant zu sein.

Was meine ich mit „Fehlgewicht"?

Nun, das ist ein Gewicht, mit dem ich nicht zufrieden bin – und das kann eine objektive Tatsache oder auch bloß ein subjektiver Eindruck sein.

Wenn ich um mich blicke, sehe ich kaum Menschen, die mit ihrem Gewicht zufrieden sind – und da du zu diesem Buch gegriffen hast, darf ich davon ausgehen, dass auch du dich von diesem Thema angesprochen fühlst.

Als ursprünglich ausgebildete Medizinerin bin ich heute zwar „nur noch" in der Persönlichkeitsbildung tätig – in Seminaren, Gruppen-Coachings und in der Einzelberatung. Dennoch weiß ich natürlich von den fatalen gesundheitlichen Folgen, die starkes Übergewicht oft mit sich bringt. Aber auch Untergewicht kann, wenn es sehr ausgeprägt ist, durchaus schädliche Folgen haben.

Und als Frau mit einem stark wirksamen inneren Schweinehund – ich nenne diesen Persönlichkeitsanteil lieber inneren Saboteur – weiß ich auch, wie schwer es uns oft fällt, unser Gewicht in einem gefälligen und gesunden Rahmen zu halten; und, wenn es wieder einmal außer Kontrolle geraten ist, möglichst rasch wieder zu regulieren.

Und diese Selbstsabotage ist wohl die weitaus häufigste Ursache für unsere Gewichtsprobleme; also gilt es, diese zu meistern.

In den über 45 Jahren, in denen ich mich nun intensiv mit Persönlichkeitsentwicklung befasse, habe ich die unterschiedlichsten Techniken, Methoden und Strategien gefunden und an Tausende von Menschen weitergegeben, mit denen wir uns aus unserer Selbstsabotage befreien und unser Leben bewusst nach unseren Vorstellungen gestalten können.

Und einige davon habe ich hier für dich zu einer Art Buffet zusammengestellt, um dir zu helfen, dein Wunschgewicht zu erlangen und zu erhalten.

Und ich möchte dir unbedingt ans Herz legen, all das gemeinsam mit deinem inneren Kind zu spielen, um dein Wunschgewicht zu erlangen und zu erhalten; denn wenn du diesen Persönlichkeitsanteil mit im Boot hast, bist du nicht nur mächtiger, wirksamer und nachhaltiger; sondern dein Weg gestaltet sich freudvoller, bunter und lebendiger.

Und das finde ich gerade in Bezug auf die Erlangung deine Wunschfigur wichtig, weil dieses Thema doch zumeist mit viel Stress verbunden ist.

Daher werde ich dir gleich zu Beginn eine Technik ans Herz legen, mit der du dich rasch und einfach aus deiner Stress-Chemie (deinen Stresshormonen) in deine Glücks-Chemie (deinen Glückshormonen) umpolen kannst.

Und das wird generell hilfreich sein zur Meisterung eines stressigen Alltags; vor allem aber für den wirksamen Einsatz all dessen, was ich dir hier empfehle, um dein Wunschgewicht zu erlangen.

Dafür wird es immer wieder von Neuem nötig sein, deine Selbstsabotage zu überwinden; denn sie wird dich immer wieder davon abhalten wollen – sodass du dich letztlich in die falsche Richtung bewegst und immer mehr zunimmst (oder abnimmst) als du möchtest.

Erst wenn du den „Feind in deinem Inneren" bei seinem Wirken erkennst, kannst du dich dagegen wehren. Und dazu zeige ich dir auch, wie du deinen inneren Schweinehund meistern kannst, um dich aus deiner Selbstsabotage zu befreien.

Darüber hinaus zeige dir zahlreiche bewusstseinserweiternde Strategien, Techniken und Gedankenspiele, die dir nicht nur helfen, dein Wunschgewicht zu erlangen und in einem gesunden Maß beizubehalten; sondern die auch für viele andere Themen einzusetzen sind und dir oft überraschende Effekte schenken werden.

Also lass dich überraschen!

Gewichtsprobleme ...

... sind sehr weit verbreitet; allerdings kommt es – wie eigentlich immer – auch dabei auf die individuelle Sichtweise an.

Wenn du ein Problem mit deinem aktuellen Gewicht hast, dann ist es sicher sinnvoller, eine andere Bezeichnung zu finden, weil Worte sehr mächtig sind: sie können dich hochziehen und groß machen, aber sie können dich auch hinunterziehen und klein machen.

Wie wäre es also, wenn du statt von deinem Gewichtsproblem von einer interessanten Herausforderung oder einer wertvollen Bewährungsprobe sprechen würdest?

Oder wenn du die nötige Gewichtsabnahme (oder Gewichtszunahme) als willkommene Gelegenheit siehst, deine Kreativität zu beweisen?

Oder als ebenso forderndes wie förderndes Projekt?

Oder auch einfach als spannendes Abenteuer, bei dem du auf jeden Fall gewinnst – und sei es an Einsichten, Erfahrungen und Aha-Erlebnissen?

Und diese kann ich dir tatsächlich versprechen. Denn ein solcher Zugang nimmt dem, was du dir vorgenommen hast – wobei du bisher aber immer wieder gescheitert bist – seinen negativen Beigeschmack und reduziert damit den Stress, der dir jedenfalls im Weg steht.

Solche Bezeichnungen mögen sich individuell sehr verschieden anfühlen, daher solltest du deine eigene stressfreie Terminologie für dein Vorhaben, dir dein Wunschgewicht zu erspielen, finden; weil sich diese signifikant auf deine Einstellung auswirken wird.

Denn bereits die Bezeichnung dessen, was dir problematisch erscheint – also die Begriffe, die du wählst –, hat einen großen Einfluss auf deine Fähigkeit zur Lösung; auch darauf werde ich in diesem Buch näher eingehen.

Im Umgang mit Problemen, Herausforderungen, Bewährungsproben, Projekten – oder wie auch immer du deine Gewichtskorrektur bezeichnest – ist ja meist vor allem deine Kreativität gefragt. Und da diese in deinen höheren Hirnzentren sitzt, ist sie dir nur dann zugänglich, wenn deine Hirnrinde aktiviert, also funktionsfähig ist.

Jemand hat einmal gemeint, im Wort Problem stecke die Vorsilbe „pro", die übersetzt ja „für" heißt – also eigentlich ein Positives Gefühl auslösen sollte – andernfalls würde es ja wohl „Contrablem" heißen ☺.

Ob dies nun sprachwissenschaftlich lupenrein ist, sei dahin gestellt. Aber allein das Wortspiel kann schon ein Lächeln auslösen – und was ein solches bewirkt, werde ich in diesem Buch auch noch thematisieren.

Wie dir vermutlich schon aufgefallen ist, spreche ich sowohl jene an, zu viele Kilogramm auf die Waage bringen, als auch jene mit Untergewicht; denn wie deine Gewichtsprobleme geartet sind, ist letztlich unwichtig, weil die Ursachen dafür interessanterweise oft sehr ähnlich sind.

So geht es mir in diesem Buch um die Kombination von Persönlichkeitsentwicklung und das Erreichen deines Wunschgewichtes – denn beides wird einander ergänzen, ja sogar potenzieren.

Man sagt, der Geist funktioniere wie ein Fallschirm: nur wenn er offen ist – daher freue ich mich, wenn du mir einen offenen Geist und möglichst auch ein offenes Herz entgegenbringst.

Wie öffnest du deinen Geist?

Wenn du irgendetwas in deinem Leben verändern möchtest, musst du für das Neue offen sein; aber das ist nicht möglich unter der Kontrolle deiner Stresshormone – also in dem Zustand, in den dich dein Alltagsstress allzu oft versetzt; aber auch der Stress mit deiner Noch-nicht-idealen-Figur.

Offenheit für Neues ist nur möglich mit einem aktiven Stirnhirn, daher möchte ich dir zu Beginn zeigen, wie du diesen Teil deines Gehirns – dein Homo Sapiens Sapiens Gehirn – einschaltest.

Nein, das zweite „Sapiens" ist kein Fehler, sondern wir haben es dazu bekommen, weil wir uns über den Homo Sapiens, den es vor uns gegeben hat, hinaus entwickelt haben – zumindest theoretisch, denn im Alltag ist das nicht immer erkennbar ☺.

Wenn du tiefer in die Thematik Stress und Stresslösung einsteigen möchtest, lege ich dir mein Buch „Stress abbauen und Stress vermeiden" ans Herz. Hier möchte ich dir vor allem zeigen, was Stress mit deinem Gehirn macht – und wie du dagegen wirken kannst.

Dein innerer Schweinehund wirkt, indem er dich unter Stress setzt, wann immer er Gefahr wittert. Und auch wenn dir dies absurd erscheint, das, was du als dein Idealgewicht siehst, sieht er offenbar als gefährlichen Zustand.

Warum sonst hätte er dich bisher daran gehindert?

Und wenn er Gefahr wittert, versetzt er dich in den Höhlenmenschen-Modus, in dem du zwar gut kämpfen oder fliehen kannst; deine höheren mentalen Funktionen aber nicht mehr zur Verfügung hast – aber genau diese brauchst du, um etwas an deinem aktuellen Gewicht zu ändern.

Und um diese einzuschalten, lege ich dir die „Energetische Hirnaktivierung“ ans Herz.

Diese hoch wirksame Technik erlaubt es dir, innerhalb kürzester Zeit die fatale stressbedingte Blutumverteilung in deinem Gehirn rückgängig zu machen; sodass du wieder Zugang hast zu deinem Potenzial. Also zu jenem Homo Sapiens Sapiens, der in dir angelegt ist; und als der du das, was du verändern möchtest, auch tatsächlich ändern kannst.

Du hast auf beiden Seiten deiner Stirn – in der Linie deiner Pupillen – neurovaskuläre Punkte, die du mit der Energie deiner Hände aktivieren kannst: wenn du eine deiner Handflächen darauflegst, kommt es über einen Nervenimpuls (~ neuro) zu einer Erweiterung der Gefäße (~ vaskulär) im darunterliegenden Stirnhirn.

Damit wird dieses aktiviert und übernimmt die Kontrolle von deinem Überlebenszentrum; das unter dem Einfluss deiner Stresshormone ja die Herrschaft hat.

„Energetische Hirnaktivierung“

Lege eine Handfläche auf deine Stirn (etwas, was du ohnehin oft ganz unwillkürlich tust, wenn du angestrengt nachdenkst) und eine auf deinen Hinterkopf (wo deine optischen Zentren liegen)!

Und lächle! Ja, auch wenn dir gerade nicht danach zumute ist; denn im Lächeln schüttest du Endorphine aus; und diese sind die besten Gegenspieler deiner Stresshormone.

Dabei richte dich auf, senke deine Schultern und atme ruhig und regelmäßig – am besten im 5 zu 3 Rhythmus, atme also jeweils 5 Herzschläge lang aus und nur 3 Herzschläge lang ein.

Und dabei stell dir vor, dass dir im Stirnhirn ein Licht aufgeht – dass es also hell wird!

Wenn dank dieser Handhaltung und Vorstellung von Licht dein Stirnhirn das Kommando übernimmt, führt dies zugleich auch zu einer besseren Integration deiner beiden Gehirnhälften – die im Alltag leider allzu oft verloren geht.

Damit hast du das Potenzial beider Hemisphären zugänglich; die einander ja in ihrer Funktion ergänzen – mehr dazu erkläre ich dir im Kapitel zum „Dialog der Hände".

Jene Hand, die auf deinem Hinterhaupt liegt, regt übrigens deine optischen Zentren an, sodass es dir leichter fällt, innere Bilder zu erzeugen und deine Vorstellungskraft zu nützen – etwa auch um Licht in deinem Stirnhirn zu visualisieren; allerdings werden wir diese ungemein wichtige und wertvolle Fähigkeit hier noch mehrfach einsetzen.

Wenn du möchtest, kannst du dir zusätzlich noch vorstellen, dass sich die Blutgefäße, die deine Gehirnrinde versorgen, erweitern; sodass viel frisches, mit Sauerstoff gesättigtes Blut in deine höheren Zentren gelangt – was die Wirkung der „energetischen Hirnaktivierung" noch erhöht.

Und wenn du es schaffst, immer dann, wenn du unter Stress stehst, mithilfe dieser einfachen Technik dein Homo Sapiens Sapiens Gehirn einzuschalten, hast du schon einen großen Schritt in Richtung Befreiung aus deiner Selbstsabotage geschafft.

Und zwar nicht nur deiner Selbstsabotage in Bezug auf das Erreichen deines Wunschgewichtes; denn deine Selbstbehinderung wirkt sich in zahlreichen Lebensbereichen aus, wie dir vermutlich schon aufgefallen ist.

Unabhängig davon wird dir die „energetische Hirnaktivierung“ jederzeit helfen, deinen Stress zu meistern; daher lege ich dir wirklich ans Herz, sie dir fest einzuprägen, sodass du sie jederzeit auch im Alltag zur Verfügung hast.

Wenn du dich in den Finger schneidest, gehst du – vermutlich ohne lang nachzudenken – zum Medizinschrank und holst dir ein Pflaster, um die Blutung zu stoppen.

Analog dazu empfehle ich dir, die „energetische Hirnaktivierung“ so zu automatisieren, dass du sie sofort einsetzt, wenn du merkst, dass du unter Stress stehst.

In einem eigenen Kapitel werde ich dir zeigen, wie du deinen inneren Schweinehund nachhaltig zähmen kannst, um ihn aus einem schädlichen Saboteur zu einem wertvollen Wegbegleiter auf dem Weg zu deinem Wunschgewicht umzuwandeln.

Sei gespannt, wie dir das gelingt!

Wer Weg von A zu B

Sieh dieses Buch als Wegbegleiter zu deinem Wunschgewicht, das du stets im Fokus halten solltest; anstatt deine Aufmerksamkeit auf dem Ist-Zustand zu fixieren.

Tatsächlich hast du immer – auf jedem Weg, den du beschreitest – **zwei Möglichkeiten**:

☹ Du kannst deinen Fokus auf das richten, wovon du wegstrebst, was du ablehnst und nicht mehr willst: also dein aktuelles Gewicht, das du nicht als ideal empfindest – nennen wir es dein A.

☺ Oder du kannst dich auf das fokussieren, wo du hinstrebst, was du dir wünschst: also dein Wunschgewicht – nennen wir es dein B.

Anders ausgedrückt kannst du im „**Weg von A**“ schwingen oder im „**Hin zu B**“.

Im Fokus auf dein A geht es dir alles andere als gut,

- weil du dich **willensschwach** fühlst;
- weil du dir **Vorwürfe** wegen deiner mangelnden Disziplin machst;
- weil du dich viel zu **leicht verführen** lässt;
- weil du dich über deine **Inkonsequenz ärgerst**;
- weil du von deinem bisherigen **Scheitern enttäuscht** bist;
- weil du zwar vielleicht **zwischendurch** abnimmst (oder zunimmst), aber dann sofort wieder – und sogar **noch mehr** – zunimmst (oder abnimmst);
- weil du dein **Spiegelbild** nicht mehr ertragen kannst;
- weil du dann auch noch von anderen **kritisiert** oder gehänselt wirst…

Und das fühlt sich alles nicht gut an, weil es dich massiv unter Stress setzt und die Stresshormone dich auf den

Höhlenmenschen-Modus reduzieren; was dich weiterhin machtlos macht – denn das einzige, was du in diesem Zustand gut kannst, wäre sinnloser Kampf oder ebenso sinnlose Flucht.

Ganz anders gestaltet sich dein Weg, wenn du deine Aufmerksamkeit auf dein Ziel richtest – dein Idealgewicht.

- Dann schwelgst du in **Zuversicht**
- und **Vorfreude**;
- stehst also unter dem Einfluss deiner **Glückshormone**;
- bist daher im Modus des **Homo Sapiens Sapiens**, als der du angelegt bist;
- und hast all jene **Ressourcen** zugänglich, die du brauchst, um dein Ziel zu erreichen;
- dann kannst du deine **Aufmerksamkeit** bewusst **lenken**;
- bist im Vollbesitz deiner **Entscheidungskraft**;
- aber auch deiner **Kreativität**;
- dann hast du Zugang zu deiner **Vorstellungskraft**;
- und zu einem gesunden **Selbstwertgefühl**;
- aber auch zur **Fähigkeit „nein“** zu sagen, wenn es nötig ist...

Ich könnte es auch anders formulieren:

Das Weg-von-A ist **problem-orientiert** und versetzt dich in dein „**Nein zu mir**“, weil du – in der Vermeidungshaltung deines Überlebenszentrums – den Fokus auf etwas in dir hältst, das dir nicht gefällt, das dich stört, peinigt, ja oft verzweifeln lässt; das du also ganz und gar nicht mehr willst...

Das Hin-zu-B hingegen ist **lösungs-orientiert** und versetzt dich in dein „**Ja zu mir**", weil du etwas Positives vorwegnimmst, was du an dir magst.

Dazu braucht es allerdings den Homo Sapiens Sapiens-Modus; und dazu ist es natürlich nötig, zu wissen, was dein B, also dein Ziel, ist – frage dich also:

„Wie genau ist mein Idealgewicht?"

Dazu bieten sich einige prozess-orientierte Fragen an, die ich dir an dieser Stelle ans Herz legen möchte. Bei diesen speziellen Fragen ist neben der verbalen Antwort auch der mentale und emotionale Prozess, den sie auslösen, wichtig.

Spiele also damit und lass sie in dir nachwirken...

„Wer bestimmt, was mein Idealgewicht ist?"

„Wie wichtig ist es mir wirklich, dieses zu erreichen?"

„Hatte ich dieses Wunschgewicht schon einmal?"

„Wenn ja – wie lang ist das her?"

„Oder war das schon immer ein `unmöglicher Traum´?"

„Traue ich es mir zu, dieses Gewicht zu erlangen?"

„Wie wird es mir damit gehen?"

„Werde ich mich damit wirklich wohlfühlen?"

„Wie werden andere auf mich reagieren?"

„Werde sie mich loben und meinen Erfolg anerkennen?"

„Und werde ich dieses positive Feedback annehmen können?"

„Oder werde ich mich mit Neid konfrontieren müssen?"

„Weil ich etwas geschafft habe, was sonst niemand in meinem Umfeld schafft?“

„Wie wird es mir damit gehen?“

„Wird mich das vielleicht verunsichern?“

„Und an mir zweifeln lassen?“

„Oder wird es meinen Wunsch, mein Idealgewicht weiter anzustreben und dann auch beizubehalten, sogar weiter stärken?“

Was machen all diese Fragen mit dir?

Und welche weiteren Fragen werfen sie auf?

Ja und Nein: zwei polare Schwingungen

Vorhin habe ich erwähnt, dass du dich in deinem Ja-zu-mir oder in deinem Nein-zu-mir befinden kannst – das sind zwei polare Zugänge, die weitreichendere Folgen haben, als du vielleicht vermutest. Daher möchte ich hier etwas näher darauf eingehen.

Das Ja und das Nein beziehen sich nicht nur auf dich selbst, sondern sprechen für eine optimistische und eine pessimistische Lebenseinstellung – die Begriffe „positiv" und „negativ" möchte ich eigentlich vermeiden, weil sie eine Wertung beinhalten.

Jedenfalls sind das Ja und das Nein für mich mehr als bloß Worte. Sie stehen für entsprechende Schwingungen, die wir über unser Herzfeld auch nach außen hin ausstrahlen – und über das wir mit dem Gesetz der Resonanz interagieren.

Das „**Im Nein Sein**" ist Ausdruck einer **abwehrenden Vermeidungshaltung** unseres **Überlebenszentrums**; und daher mit einer **negativen** und auf Dauer gesundheitsschädlichen **Körperchemie** (also der Ausschüttung von Stresshormonen) verbunden.

Es schränkt uns auf Kampf oder Flucht ein und macht uns auf Dauer nicht nur unglücklich und unproduktiv, sondern auch krank und – bezogen auf das Thema dieses Buches – immer noch dicker (oder dünner).

Das „**Im Ja Sein**" ist hingegen Ausdruck einer **annehmenden Lebenshaltung**, die mit einer **positiven Körperchemie** (also der Ausschüttung von Glückshormonen) verbunden ist und uns unser gesamtes menschliches **Potenzial** – körperlich, geistig und seelisch – **zugänglich macht** und uns **produktiver, glücklicher und gesünder** sein lässt.

Und – bezogen auf das Thema dieses Buches – versetzt es uns erst in die Lage, unser Wunschgewicht zu erreichen und dann auch noch aufrechtzuerhalten.

Ganz besonders fatal oder förderlich wirken sich diese beiden Seins-Zustände aus, wenn sie sich auf uns selbst beziehen:

So wird dein Im-Nein-Sein besonders lebensfeindlich, wenn es ein **Im-Nein-zu-mir-selbst-Sein** ist; weil nicht nur die **Abwehrhaltung** an sich schon fatal ist, sondern du auch noch das **Opfer** deiner eigenen Ablehnung bist – und dein Unterbewusstsein nimmt das deutlich wahr.

Dein **Im-Ja-zu-mir-selbst-Sein** hingegen ist besonders lebensbejahend und wirkt sich in jeder Hinsicht **mehrfach förderlich** aus: sowohl auf deine **körperliche Gesundheit**, dein **emotionales Wohlbefinden** und deine **mentalen Fähigkeiten**; als auch generell auf deine Produktivität und Effizienz in allen Lebensbereichen.

Diese annehmende Haltung wirkt an sich ja schon sehr heilsam, aber da du nun auch noch in den Genuss deiner Selbstannahme kommst, hast du tatsächlich den doppelten Gewinn.

Um dir diese beiden Seins-Zustände nicht nur theoretisch vor Augen zu führen, sondern wirklich wahrnehmbar zu machen, empfehle ich dir folgendes Spiel – es wird dir helfen, die Unterschiede zwischen diesen beiden Schwingungen am eigenen Leib zu erfahren, sodass du meine Argumentation besser nachvollziehen und mehr aus meinen Empfehlungen profitieren kannst.

Ja und Nein wahrnehmen

Setze dich bequem hin, lockere enge Kleidung und Gürtel, atme einige Male tief aus und ein, schließe die Augen und vergegenwärtige dir eine Situation, die dich spontan in dein Nein (zu dir und der Welt) versetzt:

- jemand oder etwas, worüber du dich ärgerst;
- eine Kränkung, die du erfahren hast;
- Angst wovor auch immer;
- Trauer um einen Verlust;
- Eifersucht;
- Groll;
- Zweifel oder Selbstzweifel;
- vielleicht sogar Hass;
- oder irgendeine andere ungute Emotion…

Fühle diesen Nein-Zustand mit all deinen Sinnen und frage dich:

„Wie fühlt sich das an?“

„Wie ist meine Körperhaltung im Nein?“

„Wie ist der Spannungszustand meiner Muskulatur?“

„Wie ist meine Mimik?“

„Was fällt mir an meiner Atmung auf?“

„Was an meinem Herzschlag?“

„Fällt mir an den Lichtverhältnissen etwas auf?“

„An den Farben?“

Dann atme einmal ganz tief aus und – so als würdest du bei deinem Fernsehapparat ein anderes Programm einschalten – versetze dich möglichst nahtlos in eine Situation hinein, in der du ganz und gar in deinem Ja schwingst:

- eine glückliche Liebesgeschichte,
- ein befriedigendes Erfolgserlebnis;
- Zufriedenheit angesichts eines erreichten Zieles;
- deine Dankbarkeit wofür auch immer;
- deine Wertschätzung einer dir nahestehenden Person gegenüber;
- Vorfreude auf etwas, das dein Herz lachen lässt;
- Begeisterung für ein neues Projekt;
- Bewunderung einer außergewöhnlichen Person
- oder eines Naturwunders;
- eine ergötzliche Urlaubssituation
- oder irgendeine andere positive Emotion...

Fühle dich wieder mit all deinen Sinnen in diesen Ja-Zustand hinein und nimm aufmerksam wahr, was sich gegenüber der vorhergehenden Vorstellung verändert hat:

„Wie fühlt sich das nun an?“

„Wie ist meine Körperhaltung im Ja?“

„Wie ist jetzt der Spannungszustand meiner Muskulatur?“

„Wie hat sich meine Mimik verändert?“

„Was fällt mir nun an meiner Atmung auf?“

„Was an meinem Herzschlag?“

„Fällt mir in meinem Ja an den Lichtverhältnissen etwas auf?“

„An den Farben?“

Welche Unterschiede sind dir aufgefallen?

In welchem dieser beiden Zustände glaubst du, mehr schaffen, bewegen, ändern, bewältigen, erreichen oder beeinflussen zu können?

Letztlich auch dein Wunschgewicht?

Und in welcher dieser beiden Schwingungen glaubst du, eher „nein" sagen zu können, wenn es darum geht, einer inneren oder äußeren Verlockung zu widerstehen?

Um hier Missverständnisse zu vermeiden, möchte ich unbedingt etwas klarstellen. Keineswegs geht es darum, nur mehr mit der rosaroten Brille durch die Gegend zu laufen und immer nur mehr „ja" zu sagen.

Sondern ich empfehle dir einen wahrhaften und authentischen Zugang zu deinem Ja.

Die Gegenwart kannst du nicht verändern; aber du hast sehr wohl Einfluss auf deine Zukunft – und damit auf dein Wunschgewicht. Und meiner Erfahrung nach ist dein Einfluss in der Annahme deines Ja zu dem, was jetzt so ist, weit größer, weitreichender und nachhaltiger, als im Widerstand deines Nein – wozu auch immer.

Wenn etwas so, wie es ist, nicht deinen Wünschen entspricht, kannst du sagen:

„Nein, das mag ich nicht!"

Und damit bist du im abwehrenden Nein.

Oder aber du sagst:

„Ja, so ist es jetzt – aber das heißt nicht, dass es so bleiben muss!"

Und damit bist du in deinem Ja; und zwar in einem echteren, als wenn du sagen würdest:

„Oh wie gut, dass es jetzt so ist!"

Auch wenn du es im Grunde deines Herzens schrecklich findest.

Dieser Zugang scheint mir etwas zu naiv und nicht sehr wirkungsvoll zu sein, denn unser Unterbewusstsein ist nicht blöd.

Aber es akzeptiert die Wahrheit.

Und dass die Dinge jetzt so sind, wie sie sind, ist tatsächlich wahr – daher reagiert unser Überlebenszentrum darauf nicht mit Stress.

Aber das bedeutet nicht, dass sie so bleiben müssen, weil wir sie im annehmenden Ja dazu nicht nur leichter ändern können, sondern auch weit motivierter sind – weil uns unsere Entscheidungsfähigkeit zur Verfügung steht.

Wandle dein Nein-zu-mir in dein Ja-zu-mir!

Wenn du dich bei deinem Nein-zu-mir ertappst, sieh es dir nach und freue dich, es erkannt zu haben!

Dann lenke den Fokus deiner Aufmerksamkeit sanft aber bestimmt auf das Hin-zu um – also auf dein Idealgewicht; und wandle dein Im-Nein-zu-mir-Sein in dein Im-Ja-zu-mir-Sein um!

Dazu spiele mit folgenden Fragen – ohne dir für deine Neins Vorwürfe zu machen; sondern sei froh, dir ihrer bewusst geworden zu sein; denn erst dann kannst du sie umwandeln.

„Warum sage ich „nein“ zu meinem aktuellen Gewicht?“

„In welchen Lebensbereichen sage ich noch „nein“ zu mir?“

„Im Zusammensein mit welchen Menschen vor allem?“

„Und auf welche Art und Weise?“

„Wie zeige ich mir mein Nein-zu-mir?“

„Was versage ich mir, obwohl es möglich wäre?“

„Was mag ich alles nicht an mir?“

„Wofür fühle ich mich schuldig?“

„Was werfe ich mir vor?“

„Was kann ich mir nicht und nicht verzeihen?“

„Was gefällt mir nicht an meinem Aussehen?“

„Was stört mich an meinen Reaktionen?“

„Welche meiner Eigenschaften lehne ich ab?“

„Was nehme ich als selbstverständlich, obwohl es das nicht ist?"

„Wofür versage ich mir Anerkennung oder Lob oder Bestätigung?"

„Womit bin ich unzufrieden – an mir, meinen Handlungen, Leistungen... ?"

Und bedenke, dass jedes dieser Nein-zu-mir frustrierend ist – vor allem für dein inneres Kind; und dieses wird mit Trotz reagieren und dich zu weiterem „Frust-Fressen" oder „Frust-Hungern" motivieren.

Daher wandle jedes Nein-zu-mir in ein Ja-zu-mir um – vielleicht mit dieser Meditation.

Identifiziere zuerst dein „Nein zu mir" in symbolischer Form in deinem Körper:

Wo kannst du es wahrnehmen?

Wie fühlt es sich an?

Wie sieht es aus – welches Bild vermittelt es dir?

Wie schmeckt und riecht es?

Dann stell dir vor, wie in der Mitte deiner Brust deine Herzblume aufblüht ... Blütenblatt für Blütenblatt öffnet sie sich ganz weit ... und so wie diese Blume ihren Duft verströmt, so strömt aus deinem Herzen Liebe – Liebe zu einer Person, die zu lieben dir ganz leicht fällt, und die nun vor deinem geistigen Auge erscheint ... aber vielleicht erscheinst auch du selbst vor deinem geistigen Auge – in der erwachsenen Form oder in Form deines inneren Kindes ...

Und dann lass deine weit aufgeblühte Herzblume sich auch für dein „Nein zu mir" öffnen ... sieh vor deinem geistigen Auge, wie die Liebe, die aus deinem Herzen fließt, das Symbol für dein „Nein zu mir" ein-

hüllt ... auf diese Art schließt du dein „Nein zu mir" in dein Herz und nimmst es liebevoll an ... ja, es darf sein – ehe du ihm liebevoll erlaubst, sich aufzulösen und in ein „Ja zu mir" umzuwandeln ...

Achte bitte sehr aufmerksam darauf, was in diesem Akt des Liebevoll-ins-Herz-geschlossen-Werdens aus deinem „Nein zu mir" wird!

Löst es sich auf, wird es leichter, milder, heller ...?

Und schenke dir selbst die Geduld, die du anderen selbstverständlich entgegenbringst!

Es kann sein, dass sich beim ersten Mal scheinbar nicht allzu viel ändert – aber ich bin sicher, dass du fürs Erste zumindest einen kleinen Effekt erzielen wirst.

Vielleicht vollzieht sich auch gleich ein großer Wandel...

Freue dich über jeden Effekt und feiere ihn als Erfolg!

Je mehr Freude du dabei empfindest, umso wirksamer wird auch das Spiel mit der Herzblume sein, denn Freude hilft deinem Herzen, sich zu öffnen.

Und spiele auch immer wieder mit folgenden Fragen, um zu überprüfen, wie gut es dir schon gelungen ist – aber hab Geduld mit dir, wenn es dir nicht gleich gelingt!

„Was tu ich, wenn ich ganz und gar im Ja-zu-mir bin?"

„Welche Körperhaltung nehme ich in meinem Ja-zu-mir ein?"

„Wie fühle ich mich, wenn ich in meinem Ja-zu-mir bin?"

„Wie genau fühlt sich das an?"

„Wie ist meine Körperhaltung im Ja-zu-mir?"

„Wie ist meine Atmung?"

„Und meine Mimik?“

„Woran erkenne ich, dass ich in meinem Ja-zu-mir bin?“

„Was sage ich dann zu mir?“

„Und wie gehe ich mit anderen um?“

„Mit welchen Menschen bin ich in Resonanz, wenn ich in meinem Ja-zu-mir bin – wer passt dann zu mir?“

„Und wer passt nicht zu mir, wenn ich in meinem Ja-zu-mir bin?“

„Bin ich bereit, Beziehungen, die mich aus meinem Ja-zu-mir herauswerfen, loszulassen?“

„Oder sich wandeln zu lassen?“

„Wer fördert mich in meinem Ja-zu-mir?“

„Gibt es Menschen, in deren Gegenwart ich „wachse“?“

„In deren Gegenwart ich `in mich hinein wachse´?“

„Also meine wahre Größe einnehme?“

„Wer sind meine „Substral-Menschen“ (in Analogie zum gleichnamigen Pflanzendünger)?“

„Wer macht mich kleiner als ich bin?“

„Und bestätigt mich in meinem Nein-zu-mir?“

„Bin ich bereit, diese Menschen zu verabschieden?“

„Welche Tätigkeiten beeinträchtigen mich in meinem Ja-zu-mir?“

„Woran liegt das?“

„Was müsste ich / sich in meinem Leben ändern, damit ich ganz und gar uneingeschränkt „Ja“ zu mir sagen kann?“

„Bin ich bereit dafür?“

„Wenn nicht: was spricht dagegen?“

„Wie finde ich in mein Ja-zu-meinem-Gewicht?“

„Habe ich dieses spezielle Ja schon einmal bewusst erlebt?“

„Wie hat sich das angefühlt?“

„Und wie lang ist das her?“

Noch einmal möchte ich betonen, weil es so wichtig ist: freue dich über jede positive Antwort – aber freue dich auch über die im ersten Moment negativen; denn sie sind nötig, damit du das, was noch nicht ideal ist, auch tatsächlich ändern kannst!

Freue dich über jedes Nein-zu-mir, das dir bewusst wird, und spiele mit meiner Herzblumen-Meditation, um es zu transformieren!

Fragst du dich, was dein Ja-zu-mir – oder auch dein Nein-zu-mir – mit deinem Idealgewicht zu tun hat?

Nun, meiner Erfahrung nach fällt es uns in unserem Ja-zu-mir um vieles leichter, all das zu tun (oder zu lassen), was wichtig ist, um unser Idealgewicht zu erlangen und beizubehalten; nicht zuletzt, weil wir uns dann dessen eher als wert erachten.

Und wir werden im Ja-zu-mir auch eher Unterstützung von außen bekommen, wenn wir darum bitten; einfach weil wir dann authentischer wirken.

Denn es ist **nicht sehr glaubhaft**, andere zu bitten, dich nicht mehr zu ungesundem Verhalten zu verführen, während du in deinem Nein-zu-mir ohnehin nicht an deine Selbstdisziplin glaubst...

Aber vor allem wirst du es dir **gar nicht wert** sein, all das zu tun oder zu lassen, was wichtig wäre, um dein Wunschgewicht zu erlangen.

Immerhin finde ich es schon großartig, dass du dir dieses Buch gegönnt und bis hierher gelesen – und hoffentlich schon einige meiner Empfehlungen umgesetzt – hast; daher gratuliere ich dafür, denn das ist der erste, wichtige Schritt!

Hirnphysiologie und Idealgewicht

Wenn du nicht so sehr an der Funktionsweise deines Gehirns interessiert bist, überspringe dieses Kapitel einfach – du brauchst dieses Wissen nicht unbedingt, um dein Wunschgewicht zu erreichen.

Aber einerseits wird es dir helfen, die Ursachen deines „Fehlgewichtes" zu erkennen; und andererseits wirst du auch motivierter sein, meine Anregungen umzusetzen, wenn du ihre Wirkungsweise verstanden hast.

Wenn du so wie ich gern die Hintergründe wissen und verstehen möchtest, warum etwas so ist, wie es ist; dann wird dieses Kapitel also erhellend und motivierend sein.

Unser Gehirn ist – das wissen wir heute – ein sehr komplexes und extrem plastisches Netzwerk.

Jede Erfahrung, die wir machen, jede Emotion, der wir uns hingeben, jede Begegnung mit der Energie anderer Menschen verändert unser Gehirn, indem neue Gehirnbahnen etabliert oder – bei Wiederholung – bestehende Bahnen verstärkt werden.

Dein Gehirn wird also praktisch ununterbrochen durch innere und äußere Eindrücke umgestaltet und modelliert; so wird es sich auch durch das Lesen dieses Buches verändern.

Alles, was du tust, denkst, empfindest und fühlst, hinterlässt Spuren; jedes Wort, das du hörst, liest, sagst oder denkst, hinterlässt eine schwache Spur in deinem vibrierenden elektrischen Netzwerk – wie Hirn-Physiologen unser Gehirn heutzutage bezeichnen.

Wenn du etwas hörst, dann saust ein elektrischer Impuls durch andere Nervenzellen und ihre Verbindungen in deinem Gehirn, als wenn du liest, isst oder liebst.

Da dein Gehirn in der **Kindheit** noch am leichtesten zu modellieren ist, sind die **Prägungen** in diesen Jahren besonders **stark wirksam** – und genau diese haben viele von uns, deren Gewicht suboptimal ist ☺.

In frühen Jahren schwingt es zu einem großen Teil in Theta-Wellen, die eine Art hypnotischen Zustand darstellen, in dem unser Unterbewusstsein leicht zu beeinflussen ist.

Wir kommen zwar mit einer gewissen Verdrahtung unserer Gehirnzellen zur Welt – haben ja auch schon eine Menge Erfahrungen im Mutterleib gemacht, die ihre Spuren hinterlassen haben; und daneben gibt es auch noch angeborene Prägungen.

Aber besonders unsere entwicklungsgeschichtlich jüngsten **Stirnlappen** werden vorwiegend erst im Laufe unserer Kindheit und Jugend bis in die frühen Zwanziger verdrahtet.

Dieser Teil unseres Gehirns, der mehr als ein Drittel des Gehirnvolumens einnimmt, macht eigentlich unser **Menschsein** aus:

- Hier sind unsere **höheren kognitiven Funktionen** verankert,
- hier sind unser **Selbstbewusstsein** und unser **Selbstbild** gespeichert,
- von hier aus wird unser **bewusstes Verhalten** in der Außenwelt gesteuert;
- hier sitzt unser **Humor**,
- und hier schmieden wir unsere **Zukunftspläne**;
- hier kreieren wir **Ziele** und **Visionen**;
- hier ist auch der Sitz unserer **Humanität**,

- unseres **moralischen Bewusstseins** und **Gewissens**,
- und hier erwacht vor allem auch unser **freier Wille**.

Daher werden wir uns vor allem dieses Teil unseres Gehirns bedienen:

- für sinnvolle **Entscheidungen** in Bezug auf unser Gewicht;
- zur **Meisterung** von Herausforderungen, denen wir uns auf dem Weg zu unserem Wunschgewicht stellen müssen;
- und zum Einsatz unserer **Vorstellungskraft**.

Alles, was als Eindruck von außen auf dich zukommt, wird mit früheren Erfahrungen, die in deinem Gedächtnis gespeichert sind, verglichen.

Wenn etwas mit bereits Erlebtem zur Deckung gebracht werden kann, gibt es in deinem Gehirn eine Art Aha-Erlebnis; und eine bestehende Nervenzell-Verbindung wird durch die neuerliche Aktivierung verstärkt.

Der kanadische Psychologe Donald Hebb hat entdeckt, dass sich Nervenzellen, die zur gleichen Zeit aktiviert werden, zusammenschließen.

Wir sprechen daher vom „Hebb'schen Lernen“: „**gleichzeitig entladen => miteinander verdrahten**“; oder auch von der „**aktiven neuroplastischen Gestaltung**“ unseres Gehirns.

Wenn zwei Gehirnareale mehrfach gleichzeitig aktiviert worden sind, verändern sich die zwischen ihnen liegenden Zellen und Zellverbindungen (die Synapsen) chemisch so, dass die Entladung der einen Zelle mit hoher Wahrscheinlichkeit die Entladung der anderen auslöst – sie werden also quasi Partner.

Zellen, die gemeinsam feuern, verdrahten sich also, und je häufiger dies passiert, umso eher schließen sie sich kurz.

Jedes Mal, wenn wir irgendetwas üben beziehungsweise mehrfach erleben – ob körperlich, mental oder emotional – entlädt sich dieselbe Gruppe von Nervenzellen in gleicher Folge.

Ist dir klar, was dies in Bezug auf dein Essverhalten und all die suboptimalen Gewohnheiten bedeutet?

Daher wird auch immer wieder empfohlen, ein zu lernendes neues Verhalten zumindest einundzwanzig Tage lang bewusst zu trainieren. Denn nach dieser Zeit sind die entsprechenden Vernetzungen in unserem Gehirn so fest etabliert, dass das Verhalten zur Gewohnheit geworden ist.

Wie oft hast du dir den Griff zu Chips oder Schokolade oder Alkohol bei emotionalem Aufruhr einprogrammiert?

Es gilt aber auch das Prinzip „getrennte Entladung, schwindende Verdrahtung“. Auf diese Weise vergessen wir; und so können wir uns auch als schädlich erkannte Verhaltensmuster abgewöhnen.

Beispielsweise destruktives Essverhalten, das wir automatisiert haben; oder die negativen inneren Dialoge, die vor allem unter Stress ständig in uns ablaufen, und mit denen wir uns selbst demotivieren.

„Das schaffe ich ohnehin nicht!“

„Ich bin ein Versager / eine Versagerin!“

„Das ist eine Nummer zu groß für mich!“

„Das habe ich nicht verdient!“

„Wer bin ich schon, dass ich…?“

Allerdings bleiben die alten Verbindungen recht lang bestehen und können durch neuerliche Anregung mehr oder weniger rasch wieder aktiviert werden.

Das haben all jene schon erlebt, die dachten, sie hätten sich ihren extremen Süßhunger abgewöhnt, und die dann durch eine neuerliche Konfrontation mit ihrer Lieblingsschokolade wieder ganz in ihre Sucht (= die in den Hirnverbindungen fixierte Gewohnheit) zurückgefallen sind; ohne es eigentlich zu wollen.

Kommt dir dieses Phänomen bekannt vor?

Je später jedoch die neuerliche Anregung kommt – je länger die alten Nerven-Verbindungen also brach gelegen sind – umso eher besteht die Wahrscheinlichkeit, dass diese sich wirklich zurückgebildet haben.

Je länger unser Schoko-Stopp also zurückliegt, umso eher sind wir vor einem Rückfall gefeit – zumindest wenn wir im Homo Sapiens Sapiens Modus schwingen; weil neuerlicher Stress uns leicht wieder in altes Verhalten zurückwerfen kann.

Die Tatsache, dass Vergessenes nicht ganz verloren geht, kennen viele von uns aus eigener Erfahrung.

Wenn wir beispielsweise eine Sprache lernen, knüpfen wir neue Nervenzell-Verbindungen; wenn wir allerdings das neu Gelernte nicht regelmäßig anwenden – diese neuen Nervenzellverbindungen also nicht weiter aktivieren – bilden sie sich zurück.

Aber wenn wir dann in das entsprechende Land fahren, stellen wir erstaunt fest, dass uns vieles, das wir vergessen zu haben glaubten, wieder zugänglich ist; weil die Erinnerungsspuren durch den Klang der Sprache wiedererweckt und die ruhenden Verbindungen neuerlich aktiviert wurden.

Diese Reaktivierung ruhender Gedächtnis-Inhalte funktioniert übrigens umso leichter, je stärker emotionsgeladen diese sind.

Wenn wir uns beispielsweise in dem fremden Land verlieben, werden wir unsere verschütteten Sprachkenntnisse um vieles rascher wieder finden, als wenn wir bloß beruflich kommunizieren ☺.

Was mag dies wohl für deine Reise zu deinem Wunschgewicht bedeuten?

Die Wichtigkeit der emotionalen Beteiligung gilt übrigens auch beim erstmaligen Lernen – so gibt es den Begriff des „one trial learning“. Manches brauchen wir nicht mehrmals zu wiederholen, um es in unser Gehirn einzuspeichern, weil der Lerneffekt durch eine stark wirksame, damit verbundene Emotion quasi beim ersten Mal eingebrannt wird.

Wenn eine einmalige Erfahrung das emotionale Zentrum unseres Gehirns (unser limbisches System) stark aktiviert, wird dieses Erleben auf sehr breiter neuronaler Basis (also in vielen Nervenzell-Verbindungen) verankert; und dann hinterlässt sie in unserem Gehirn einen derart nachhaltigen Eindruck, dass die entsprechenden Spuren kaum mehr rückgängig gemacht werden können. So entstehen beispielsweise Phobien.

Emotionale Ereignisse, die uns stark bewegen, haben also von den verschiedenen Formen von Erfahrungen, die alle in einem gewissen Maß unser Gehirn verändern, die einschneidendste Wirkung auf unser neuronales Netz.

Und dies gilt besonders bei stark positiven Emotionen, die sich sehr förderlich auf unser Lernen auswirken – Pädagogen sprechen vom „zustandsabhängigen Lernen“.

Was dies für deine Wunschgewichts-Reise bedeutet, ist leicht zu erkennen, nicht wahr?

Es gilt, die nötige Gewichts-Zunahme (oder Gewichts-Abnahme) mit möglichst vielen und intensiven positiven Emotionen zu belegen!

Unsere Neuronen verdrahten sich also ständig neu entsprechend der Erfahrungen, welche die Außenwelt uns bietet – neue Verbindungen werden geknüpft (= Lernen) und andere werden gelockert (= Vergessen).

Gedanken und Erfahrungen verändern also ständig die Verdrahtung deines Gehirns, und erfreulicherweise **hast du die Wahl**, was du denkst, dir vorstellst, erinnerst und vergegenwärtigst – und daraus folgend, wie es dir geht; also welche Emotionen in dir wirken.

Damit hast du jederzeit **Einfluss auf die Programmierung deines Gehirns**.

Wenn du das einmal erkannt hast, besteht deine große Chance darin, dass du entscheiden kannst, mit welchen Erfahrungen du dich konfrontieren, und vor allem, wo du deine Aufmerksamkeit hinlenken möchtest.

In unserem Zusammenhang also sinnvollerweise **in möglichst positiver Gestimmtheit auf dein Wunschgewicht**.

Mit welchen positiven, sich gut anfühlenden Emotionen möchtest du dein Wunschgewicht anstreben?

Diese Tatsache wird übrigens auch in der „kognitiven Therapie“ genutzt, mittels derer Depressionen erfolgreich behandelt werden können. Dabei wird die Stimmungslage des Patienten durch gezielte Änderung seiner Denkmuster beeinflusst.

Wenn man einen Computer umprogrammiert, lässt man die Siliziumchips in dem Gerät mit anderen Raten, in anderen Kombinationen und zu anderen Zeitpunkten elektrische Impulse aussenden – ähnlich funktioniert das mit der Hardware des Gehirns; also dem Netzwerk, das unsere Gehirnzellen verbindet.

Bewusst gewählte neue Erfahrungen (~ Programme) sorgen dafür, dass sich die Nervenzellen in anderer Weise entladen und miteinander vernetzen.

Und dies gilt sowohl bei etwas auf materieller Ebene real Durchgeführtem, als auch bei bloß in der Vorstellung Erlebtem – das kann heute anhand der Hirnaktivität in der PET (der Positronen-Emissions-Tomographie) eindeutig nachgewiesen werden.

Ja, liebe Leserin, lieber Leser, es ist heute tatsächlich erwiesen, dass **auch virtuelle Übungen zu einer physischen Veränderung im Gehirn führen**.

Und was für weitreichende Folgen diese neue Erkenntnis hat, kannst du dir in einer stillen Stunde einmal genüsslich vor Augen führen...

Bist du bereit, deine Vorstellungskraft einzusetzen, um dein Wunschgewicht zu erreichen?

Dann freue dich, denn genau das werde ich dir hier auch zeigen.

Man hat herausgefunden, dass das Gehirn von Probanden, die sich vorstellten, eine Bewegung auszuführen, die gleichen Aktivitäts-Bilder zeigte wie bei einer realen Bewegung.

Imagination unterscheidet sich also auf der Gehirnebene nicht von realer Ausführung. Für unser Gehirn ist es **gleichgültig**, ob wir etwas „**tatsächlich erleben**“ oder „**uns nur vorstellen**“ – somit bekommt das Sprichwort „Einbildung ist auch eine Art von Bildung“ eine völlig neue Bedeutung.

Wichtig ist es dabei allerdings, dass wir in der Vorstellung der entsprechenden Tätigkeit auch das Gefühl haben, diese Tätigkeit tatsächlich auszuführen; dass wir also emotional möglichst stark beteiligt sind und möglichst alle Sinne miteinbeziehen.

Schreiben mit der rechten und mit der linken Hand dauert verschieden lang – mental und real. Die mentale Stimulation folgt also Regeln, die weitgehend mit den Regeln, die für die reale Welt gelten, übereinstimmen.

Für die meisten Sportler ist heute das mentale Training in Form von Visualisierungs-Übungen eine selbstverständliche Technik zur Steigerung ihrer Leistungsfähigkeit, aber auch ihrer Präzision geworden – vor allem auch in Zeiten der Rekonvaleszenz nach einem Unfall; denn dadurch sind sie um einiges rascher wieder voll einsatzfähig.

Inwiefern könnte diese Tatsache für dich wertvoll sein?

Wissenswert ist übrigens auch, dass körperliche Bewegung die Hirnfunktion – abgesehen von der verbesserten Sauerstoff-Versorgung – auch dadurch positiv beeinflusst, dass sie die Ausschüttung von Neurotrophin anregt. Das ist eine Substanz, die das Sprießen von neuen Verbindungen zwischen Neuronen fördert.

Bewegung ist daher zugleich auch ein guter Schutz gegen den mentalen Leistungsabbau im Alter; natürlich ganz besonders in freier Natur durch das dortige Mehrangebot an Sauerstoff.

Wie wäre es also, wenn du dein Wunschgewicht bei einem kleinen Waldlauf oder einer kurzen Runde durch einen Stadtpark bespielen würdest?

Denn natürlich ist Bewegung auch für unser Gewichts-Management wichtig. Aber wenn du zu den eher Gemütlichen gehörst, für die Bewegung keine Option ist, dann könnte dir deine Vorstellungskraft wertvolle Dienste erweisen...

Auch die ungemein wichtige Fähigkeit, unsere Aufmerksamkeit bewusst auf einen Ausschnitt des enormen Informationsflusses, der ununterbrochen auf uns einstürmt, zu richten – also die Fähigkeit zur Selektion – ist im Stirnhirn verankert.

Unsere bewusste Aufmerksamkeit ist praktisch immer selektiv; das heißt, die Konzentration auf einen Fokus (etwa einen Sinnesreiz) vermindert die Aktivität in Hirnarealen, die andere Aufgaben haben (wie andere Sinnessysteme).

So schließen wir beispielsweise unwillkürlich die Augen, wenn wir besser hören oder intensiver schmecken oder riechen wollen.

Während du beispielsweise dieses Buch liest, sind höchstwahrscheinlich deine Berührungszentren und deine Hörrinde weitgehend „ausgeschaltet“, sodass du üblicherweise nicht wahrnimmst, wie dein Rücken an der Lehne anliegt, wie deine Füße am Boden stehen, oder welche Geräusche um dich herum zu hören sind – zumindest so lang, bis ich dich darauf aufmerksam gemacht habe ☺.

Die Gestaltung deines Gehirns bedarf also deiner aktiven Aufmerksamkeit – also der Beteiligung deines Stirnlappen –, weil die neuronale Vernetzung sich erst dann wesentlich verändert, wenn die Stimulation bewusst passiert; passive Stimulation reicht nicht aus; das gilt es zu berücksichtigen, wenn du dein Bewegungsprogramm tatsächlich in die Vorstellung verlagerst...

Emotionen und Essverhalten

Unser **Gehirn braucht** zumindest ein gewisses Maß an **Abwechslung**, die wir meist als spontane **Stimmungs-Schwankungen** erleben – aber wir sind diesen nicht ausgeliefert.

Dieses Auf und Ab wird einerseits durch verschiedene physiologische Vorgänge (Hormone, Hunger, Stress, Erschöpfung, sexuelle Erregung ...) beeinflusst; andererseits durch die Zufälle des Alltags (Aggressionen, Kränkung, Verlust, Lob, Gefahr ...), die einen plötzlichen Stimmungs-Wechsel in uns auslösen können.

Unsere Stimmung kann aber auch kippen, wenn uns plötzlich ungebeten eine unerfreuliche Erinnerung bewusst wird – ausgelöst durch etwas, was wir „**Trigger**" nennen.

Das kann eine ganz bestimmte Sinnes-Wahrnehmung sein, die in unserem Gehirn gemeinsam mit dem stressigen Erleben eingespeichert ist.

Vielleicht hast du so etwas schon erlebt: du hörst ein bestimmtes Wort und sackst plötzlich in dich zusammen, obwohl es derzeit keinen ersichtlichen Grund für diese Reaktion gibt – auch dabei sind die unbewusst ausgelösten Assoziationen am wirksamsten, weil wir uns dagegen nicht zur Wehr setzen können; zumindest so lang sie uns nicht klar erkennbar werden.

Aber wir können lernen, solche „Abstürze aus heiterem Himmel" nach ihrem Anlass zu hinterfragen.

Und wenn uns beispielsweise klar wird, dass ein bestimmtes Wort immer wieder diese stimmungsmäßige Abwärtsspirale auslöst, dann können wir beispielsweise unser Gegenüber bitten, diesen Begriff möglichst nicht mehr zu verwenden.

Oder aber wir setzen uns einer Art Desensibilisierung aus, um dieses bestimmte Wort verhaltenstherapeutisch zu entstressen.

Abgesehen von diesen von außen induzierten Schwankungen unserer Laune, können wir auch **selbst Einfluss auf unsere Stimmung nehmen**, indem wir unsere Aufmerksamkeit entweder auf etwas Aufbauendes, Beglückendes, Erfreuliches, Lustvolles lenken; oder aber auf Trauriges, Bedrückendes, Beängstigendes oder Ärgerliches.

Und was hat das nun mit deinem Wunschgewicht zu tun?

Nun, du kennst sicher den Begriff „**etwas in sich hineinfressen**" – und das geschieht vor allem mit Emotionen, die auszudrücken wir nicht wagen oder niemandem zumuten wollen.

Und dann passiert es nicht selten, dass wir die so entstehende Frustration durch „**Frust-Fressen**" kompensieren. Viele von uns essen vor allem dann zu viel, wenn es uns psychisch nicht gut geht; wir also Stress haben.

Kennst du dieses Phänomen aus eigener Erfahrung?

Oder gehörst du eher zu jenen, denen bei Kummer oder Ärger der Appetit vergeht?

Im Grunde sind Stimmungswechsel immer auf eine Veränderung der Hirnaktivität zurückzuführen, aber das gilt ebenso auch umgekehrt. **Wir verändern unser Gehirn im gleichen Maße, wie unser Gehirn uns verändert**.

Du erinnerst dich: allein schon während du dieses Buch liest, verändert sich dein extrem plastisches Netzwerk aus miteinander verbundenen Nervenzellen.

Was auch immer du tust, denkst oder fühlst, was auch immer du erinnerst oder in der Zukunft vorwegnimmst, was auch immer du siehst, hörst, riechst oder schmeckst, was auch immer du dir vergegenwärtigst – es modelliert dein Gehirn und wirkt sich auf deine Stimmung aus – und damit in weiterer Folge auch auf dein Essverhalten.

Deprimierende, demotivierende Gedanken und Aussagen oder schlechte Nachrichten geben unserem Lebensgefühl einen Dämpfer – und lassen uns mehr essen, als wir eigentlich wollen (oder rauben uns den Appetit).

Aufbauende Sätze, liebevolle Gesten, gute Nachrichten hingegen versetzen uns in eine fröhliche, gelöste Stimmung – in der wir keine Notwendigkeit haben, unsere Frustration durch Essen (oder Hungern) abzubauen.

Für jeden von uns gibt es Bilder, die uns positiv stimmen, aber auch solche, die uns in ein emotionales Tief stürzen.

Aber auch Musik beeinflusst unsere Befindlichkeit, je nachdem, welche Stimmung sie ausdrückt; aber vor allem welche Assoziationen sie in uns erweckt.

So kennen wir alle das Phänomen, dass ein bestimmtes Musikstück eine Erinnerung heraufbeschwört und damit zugleich auch die entsprechende (positive oder negative) Emotion wieder auslöst.

Zur Erinnerung: unser Gehirn unterscheidet nicht, ob wir etwas tatsächlich erleben oder uns bloß vorstellen, uns daran erinnern, es vergegenwärtigen.

Dieses Phänomen beruht also auf Vernetzungen, die wir in unserem Gehirn etabliert haben, als wir dieses Musikstück in einer bestimmten Situation gehört haben – und je emotions-geladener dieses Erlebnis war, umso stärker ist diese Verbindung in unseren Gehirnbahnen eingebrannt.

Und wird uns immer wieder einholen, wenn dieser Klang über unser Ohr in unsere Hörrinde gelangt und dort wiedererkannt und von unserem Mandelkern verarbeitet wird.

So kann es sein, dass wir jedes Mal, wenn wir ein bestimmtes Musikstück hören, das uns – bewusst oder unbewusst – an ein trauriges, ärgerliches, beängstigendes Ereignis erinnert, automatisch zum Essen greifen, um uns zu trösten und die Spannung abzubauen.

Und je öfter das geschieht, umso leichter geschieht das auch beim nächsten Mal, wo uns dieses Musikstück zu Ohren kommt, weil die entsprechenden Hirnbahnen immer weiter verstärkt werden – und umso mehr nehmen wir natürlich zu.

Umgekehrt kann es sein, dass uns durch solche negativen Auslöser „das Essen vergeht" – je nach Persönlichkeit.

In welcher dieser beiden Beschreibungen erkennst du dich wieder?

Kennst du diesen automatischen Griff zu Schokolade, wenn dich etwas traurig macht?

Oder kennst du den „Knoten im Magen", wenn es dir nicht gut geht, der dir jegliche Nahrungsaufnahme verwehrt?

Dieses Phänomen gilt übrigens für alle Sinneswahrnehmungen; ist bei Gerüchen allerdings besonders stark wirksam – nicht zuletzt, weil Geruchs-Empfindungen unsere Hirnrinde umgehen und daher im Wesentlichen unbewusst wirken.

Der Tatsache, ob wir einen Menschen „riechen können" oder eben nicht, ist mit vernünftigen Argumenten nicht beizukommen. Und sie ist ein starkes Indiz für Resonanz oder eben Dissonanz.

Diese durch einen „Trigger" ausgelösten Stimmungsschwankungen halten meist nur kurz an, es sei denn, unsere Konzentration bleibt längere Zeit in einer Richtung fokussiert – wir können uns ja richtiggehend in etwas hineinsteigern; und das chronifiziert unser ungesundes Essverhalten, sodass unser Gewicht immer weiter steigt (oder eben abnimmt).

So kommt es nach und nach zu einer deutlichen Veränderung der Hirnaktivität – vor allem im Stirnhirn; aber im Prinzip betreffen die durch den Stimmungswandel ausgelösten Veränderungen in der Gehirnrinde die gesamte Funktionsweise des Gehirns.

Das haben wir alle schon erlebt. In **gehobener Stimmung** lassen sich intellektuelle und praktische Probleme leichter lösen; da sind wir mutiger und ambitionierter; und vor allem glauben wir mehr an unsere Fähigkeiten; sind kreativer und flexibler – und haben **mehr Kontrolle über unser Essverhalten**.

Wir wissen heute, dass sogar die gezielte Veränderung der **Körperhaltung** unsere **Laune beeinflussen** kann.

Wenn wir die Schultern hängen lassen, hängt auch unsere Stimmung durch; wenn wir uns hingegen aufrichten, richtet uns dies auch innerlich auf – und innerhalb kurzer Zeit geht es uns besser.

Und das gilt auch für unseren **Gesichtsausdruck**: auch er kann unsere Stimmung verändern – was du mir eher glauben wirst, wenn du dir diese Erfahrung einmal bewusst selbst gönnst.

Runzle eine Minute lang die Stirn und achte darauf, wie sich deine Stimmung an diese Mimik anpasst!

Wenn du hingegen eine Minute lächelst oder gar lachst, entfaltet sich Glückseligkeit in dir. Zumindest führt es zu einer gewissen Hebung deiner Stimmung – dies natürlich je nach Ausgangslage.

Ja, Wissenschaftler haben herausgefunden, dass Lächeln lang nicht so belanglos ist, wie es auf den ersten Blick erscheinen mag; weil die neuronalen Schaltkreise im Gehirn, welche die Mimik kontrollieren, eng mit den Schaltkreisen für das Erleben der entsprechenden Emotionen verknüpft sind.

Wenn wir lächeln, werden Rezeptoren in den Muskeln, die unsere Mundwinkel hochziehen, aktiviert; und diese leiten den Impuls an das Gehirn weiter – und zwar an jene Bereiche, die für unsere Befindlichkeit zuständig sind.

Dadurch werden Glückshormone ausgeschüttet; woraufhin es uns tatsächlich besser geht und es daher wahrscheinlicher wird, dass wir unwillkürlich lächeln – was wiederum Glückshormone mobilisiert...

Wir können also gewissermaßen unser **Gehirn mit einem Lächeln überlisten**. Allerdings nur wenn es echt und im Augenblick wirklich empfunden ist. Dann können wir uns damit tatsächlich wie Münchhausen am eigenen Zopf aus einem Tief oder einer eher fragwürdigen Situation herausholen.

Einfach, weil unser Gehirn es als Signal für „es geht mir gut!“ interpretiert und daher Glückshormone produziert, aufgrund derer es uns dann tatsächlich besser geht ☺.

Allerdings muss dieses Lächeln authentisch sein; und das ist daran erkennbar, dass es auch an den Augen erkennbar ist; weil die Ringmuskulatur um unsere Augen – jene, die bei ihrer Kontraktion die Lachfältchen bilden – mitbeteiligt ist. Ein bloß die Mundpartie miteinbeziehendes Plakat-Lächeln wird diesen Effekt nicht bringen.

Bist du meiner Empfehlung jetzt nachgekommen?

Und hast du die Unterschiede erkannt, die das bewusste Einnehmen einer aufrechten Haltung auslöst?

Aber auch die bewusste Veränderung deiner Mimik?

Bestimmte körperliche Empfindungen lösen also nachweislich einen Widerhall der Emotionen aus, mit denen sie verbunden sind – selbst wenn sie bewusst hervorgerufen oder bloß vorgestellt werden.

Und diese Tatsache können wir jederzeit bewusst einsetzen, um unsere Befindlichkeit zu verbessern, um uns vor allem in herausfordernden Situationen Wohlbefinden, ja sogar Glücksgefühle zu schenken.

Aber es bedeutet in weiterer Folge auch, dass wir durch die bewusste Steuerung unserer Körperhaltung und unserer Mimik – indirekt – einen gewissen **Einfluss auf unser Essverhalten** gewinnen können; ganz einfach, weil sich diese auf unsere Stimmung auswirkt.

Es gilt nur, daran zu denken … und vor allem, uns dessen als wert zu erachten!

Interessanterweise kann bei Menschen, die zu Depressionen neigen, Müdigkeit eine Episode depressiver Verstimmung auslösen – „**Verstimmung durch Ermüdung**".

Das liegt daran, dass die entsprechenden körperlichen Symptome sehr ähnlich sind. Und im Netzwerk des Gehirns überlappende Verbindungsmuster – also etwa jene, die für ähnliche Wahrnehmungen stehen – dazu neigen, sich gegenseitig zu aktivieren.

So erklärt sich, weshalb Überarbeitung generell ein Risiko für das psychische Wohlbefinden sein kann; vor allem dann, wenn aufrichtende Erfolgserlebnisse fehlen und darüber hinaus noch eine gewisse Neigung zu depressiver Verstimmtheit besteht.

So ein schwermütiger Gemütszustand kann das gesamte Denken überschatten, uns pessimistisch stimmen und über eine destruktive selektive Wahrnehmung letztlich dazu führen, dass wir ständig über vergangene Misserfolge grübeln, statt uns an unsere Leistungen zu erinnern – und zu viel (oder zu wenig) essen.

Eine derart gedrückte Stimmung beeinträchtigt natürlich auch unsere Kompetenz in anspruchsvollen Situationen, sodass dadurch oft auch unsere beruflichen Leistungen nachlassen. Und wenn wir dann bemerken, dass diese zu wünschen übrig lassen, vertieft dies unsere unglückliche Stimmung noch weiter...

So entsteht ein Teufelskreis, der uns in einen bedrückten Gemütszustand versetzt, der ohne diese anfängliche Übermüdung niemals aufgetreten wäre – und der sich auch schädlich auf unser Essverhalten auswirken kann.

Um aus einem solcherart ausgelösten Stimmungs- und parallel dazu Leistungs-Tief wieder herauszukommen, reicht es oft schon, einmal richtig auszuschlafen oder anders zu entspannen, sich bewusst aufzurichten und auch ohne äußerem Grund zu lächeln oder zu lachen.

Und ich behaupte jetzt nicht, dass du dein Frust-Fressen oder dein Frust-Hungern einfach hinweg lachen wirst können. Aber ich behaupte sehr wohl, dass **deine Fähigkeit, bis zu einem gewissen Grad bewusst Einfluss auf deine Stimmung nehmen zu können, dir helfen kann, dein Essverhalten in eine gesündere Richtung umzupolen**.

Denn tatsächlich sind solche Modifikationen im Gehirn meist nur vorübergehend und rasch wieder rückgängig zu machen, sobald die Umstände sich ändern. Oder sobald wir erkannt haben, dass wir Einfluss auf unsere Gestimmtheit nehmen können; und das dann auch tatsächlich tun – das Wissen allein wird nicht reichen ☺.

Wenn ein Mensch jedoch anfälliger ist für eine solche selbstzerstörerische Abwärtsspirale und immer wieder hineingerät, kann es sehr wohl auch zu einer länger anhaltenden Umgestaltung in seinem Gehirn kommen: die dann zu einer längerfristigen Depression führen kann, was den Teufelskreis dann weiter in Gang hält.

Dies beruht dann zumeist auf frühen, negativen emotionalen Erfahrungen, die bereits in jungen Jahren in das Netzwerk der Gehirnbahnen eingespeichert wurden und die – bewusst oder unbewusst – immer wieder aktiviert werden.

Daher möchte ich dir ans Herz legen, auch diese Möglichkeit ins Auge zu fassen, wenn du dein ungesundes Essverhalten nicht in den Griff bekommst – und professionelle Hilfe anzunehmen.

Denn ein solcherart programmiertes Gehirn ist anfälliger für solche emotionalen Kettenreaktionen, sodass diese öfter ablaufen und damit die Anfälligkeit dafür noch weiter steigern – so erklärt sich auch der Unterschied im Verhalten von Optimisten und Pessimisten:

Der Pessimist gibt schon an der ersten Hürde auf, weil er fest davon überzeugt ist, dass er gegen die nackten Tatsachen ohnehin nichts ausrichten kann.

Der Optimist wird hingegen beim vergeblichen Versuch, etwas scheinbar „Unmögliches" zu erreichen, weitere Anläufe unternehmen und schließlich vielleicht doch noch eine Lösung finden – er glaubt, sein Leben aktiv gestalten zu können; und ist demnach natürlich glücklicher als der resignative Pessimist.

Darüber hinaus lässt ihn seine positive Einstellung generell aktiver am Leben teilnehmen – unabhängig von den objektiven Lebensumständen.

Und sein Essverhalten wird vermutlich um vieles gesünder sein als das seines pessimistischen Gegenpols, weil er viel weniger Frustration erfährt und daher kaum je etwas kompensieren muss.

Aber es gibt auch eine gute Nachricht für jene Menschen, dich ich als „Moll-Menschen“ bezeichne – und zu denen ich mich die längste Zeit meines Lebens gezählt habe – im Gegensatz zu den stets positiv gestimmten „Dur-Menschen“; die es sowohl in der angeborenen Variante (die „geborenen Sonnenscheinchen“) gibt als auch in der im späteren Leben erarbeiteten.

Denn tatsächlich können sich auch die eingefleischtesten Pessimisten mit etwas Disziplin in Optimisten verwandeln, indem sie mit der nötigen Geduld ihr Gehirn umprogrammieren.

Jeder von uns kennt Menschen, die niemals zufrieden sind, obwohl ihr Leben so ziemlich alles zu bieten hat, was man sich nur wünschen kann.

Am anderen Ende der Skala gibt es aber auch jene, die ihre positive Einstellung auch in noch so schweren Krisen beibehalten.

Wer glaubt, Opfer der Umstände und Tatsachen zu sein und sein eigenes Leben nicht aktiv beeinflussen zu können, fühlt sich äußeren Gegebenheiten ausgeliefert und gibt die Verantwortung für sein Dasein ab; weil er der Ansicht ist, es mache ohnehin keinen Sinn, Probleme anzupacken.

Er stellt sich resigniert die Frage:

„Wozu etwas unternehmen, wenn ich ohnehin nichts ändern kann?“

Und das bezieht sich auch auf das Essen; denn er fühlt sich auch seinem ungesunden Essverhalten ausgeliefert und hat den Eindruck, er könne nichts dagegen tun.

Bei einer solchen Lebens-Einstellung kommt es interessanterweise tatsächlich auch zu einem Rückgang der Aktivität in den Nervenzellverbindungen im Gehirn (den Synapsen) – insbesondere im Stirnhirn.

Und dort ist die neuronale Maschinerie für das aktive Antizipieren – also für das Entwickeln und Vorwegnehmen von Lebensvisionen – ebenso lokalisiert, wie die Fähigkeit zu kreativen Lösungen und zu bewussten Entscheidungen.

Dieses quälende Gefühl, ohnmächtig ausgeliefert zu sein, beeinträchtigt übrigens nicht nur die mentalen Funktionen von Pessimisten; sondern auch ihren Gesundheitszustand, weil sie ständig der fatalen und auf Dauer schädlichen Wirkung ihrer Stresshormone ausgesetzt sind.

Und diese tragen noch weiter zu diesem Dilemma bei, weil sie einerseits das Frust-Fressen fördern und andererseits zu „Stammfettsucht" führen, also vor allem den Bauchumfang erweitern.

Und da Depressionen das Immunsystem noch weiter schwächen, sind pessimistisch eingestellte Menschen noch anfälliger für Krankheiten, was ihre Neigung zu Depressionen weiter steigert ...

Sobald wir unserem Gehirn die nährende Stimulation vorenthalten, beginnen die Synapsen zu schrumpfen und Nervenzellenverbindungen lösen sich auf. Daraus erklärt sich auch der raschere geistige Alters-Abbau jener Menschen, die nicht durch eine konstruktive Lebenseinstellung und den Glauben an die eigene Gestaltungskraft getragen sind.

Diese Gestaltungskraft steht uns jedoch jederzeit zur Verfügung, wenn wir uns dafür entscheiden – was jedoch nur mit eingeschaltetem Stirnhirn möglich ist.

Allein schon wenn wir unsere Gesichtsmuskeln bewusst so verziehen, dass sie ein getreues Abbild einer bestimmten Stimmung liefern, ändert sich unsere Gestimmtheit in die entsprechende Richtung.

Wiederholen wir diese mimische Stimulation immer wieder bewusst, verändern sich dadurch nach und nach die Verschaltungen im Gehirn dauerhaft – das braucht etwas Geduld, aber es ist möglich; und ein wichtiger Schritt in Richtung eines gesunden Wunschgewichtes.

Wir wissen heute, dass wir unser Gehirn bis ins hohe Alter umprogrammieren und auf diese Weise unsere Lebenseinstellung und damit unseren emotionalen Zustand – wenn auch nicht ohne die nötige Konsequenz – verändern können.

Wir selbst sind dafür verantwortlich, was wir denken und damit auch für die daraus resultierende Gefühlslage.

Wir haben die Macht über unser Denken und Fühlen – ja, wir können entscheiden, wie es uns geht.

Und wir haben in jedem Augenblick unseres Lebens die Wahl, worauf wir unsere selektive Wahrnehmung fokussieren – es gibt zwar äußere Einflüsse, die uns tangieren, aber wir sind diesen nicht hilflos ausgeliefert.

Denn wir können alles, was auf uns zukommt – uns also zukommt – mit einem „Ja“ annehmen oder uns mit einem „Nein“ dagegen wehren; wir können positiv oder negativ darüber denken, konstruktiv oder destruktiv dazu eingestellt sein.

Und dementsprechend ändert sich unsere emotionale Befindlichkeit – unsere Emotionen folgen unseren Gedanken, also entscheidet unser Denken über unser Fühlen.

Wusstest du übrigens, dass bewusst erlebte positive Emotionen – und hier vor allem Liebe – das neuronale Wachstum deines Gehirns fördern?

Wenn man jungen Ratten mit einen trockenen, weichen Pinsel regelmäßig über den Rücken streicht, entwickelt sich ihr Gehirn rascher und weiter als das gleichaltriger Ratten, die nicht auf diese Weise stimuliert werden.

Die gestreichelten Ratten besitzen, wenn sie ausgewachsen sind, eine höhere kognitive Leistungsfähigkeit; und dieser kognitive Vorsprung hängt eng mit dem Ausmaß der Veränderungen im Gehirn zusammen.

Streicheln verändert nämlich das neuronale Netzwerk, und diese Veränderungen steigern die Leistungsfähigkeit – und das gilt natürlich nicht nur für Ratten, sondern in erhöhtem Maße auch für uns Menschen.

Mir hat es auf meinem Weg der Umprogrammierung sehr geholfen, dass ich all die hier beschriebenen Mechanismen verstanden habe und erhellende Aha-Erlebnisse hatte – und das ist der Grund, warum ich dieses Wissen auch mit dir teile.

Emotionen erkennen und ausdrücken

Sehr hilfreich im Zusammenhang mit unseren Emotionen ist auch das Darüber-Sprechen und das In-Worte-Fassen der entsprechenden Wahrnehmungen.

Durch das Benennen der oft undeutlichen Gefühle in unserem Inneren lernen wir sie besser kennen und begreifen; denn indem wir anderen etwas begreiflich machen, begreifen wir es auch selbst besser.

Worte und Namen sind sehr mächtig, wie du vielleicht noch aus dem Märchen „Rumpelstilzchen“ in Erinnerung hast. So ist die Benennung deiner Emotionen ein wichtiger Teil des Prozesses der Verschaltung zwischen den entsprechenden Arealen in deiner Hirnrinde und dem limbischen System.

Wenn du lernst, deine Emotionen zu erkennen, zu benennen und zu beschreiben, verändert und erweitert sich das plastische Netzwerk deines Gehirns nachhaltig, weil es eben auch deine Sprachzentren mit einbezieht.

Und Übergewicht hat (ebenso wie Untergewicht) oft auch damit zu tun, dass wir unsere Emotionen, die auszudrücken wir uns nicht erlauben, „in uns hineinfressen“ – speziell die „nicht salonfähigen“.

Aber nicht nur diese; denn zuweilen geschieht das auch, weil wir uns ihrer gar nicht bewusst werden, weil wir sie uns nicht zugestehen – und dann kompensieren wir unsere Frustration mit übermäßigem Essen oder exzessivem Sport, um uns abzureagieren.

Grundsätzlich versuche ich, Wertungen wie „positiv“ und „negativ“ zu vermeiden. Aber seit der Herzintelligenz-Forschung wissen wir, dass es in Bezug auf Emotionen tatsächlich beide Pole gibt, denn:

- positive Emotionen mobilisieren Glückshormone,

- negative Emotionen schütten Stresshormone aus.

Das bedeutet natürlich nicht, dass wir negative Emotionen verurteilen oder unterdrücken sollten; sondern bloß, dass wir uns ihrer bewusst werden und nicht allzu lang daran festhalten sollten – weil damit zugleich die Gefahr besteht, überflüssiges Gewicht festzuhalten und zu vermehren.

Das erste Aufwallen von Wut beispielsweise können wir nicht verhindern; aber wir können vermeiden, uns in unsere Wut – und die damit verbundene ungesunde Stress-Chemie – hineinzusteigern; und das gilt im Grunde für all die sich ungut anfühlenden Emotionen.

Aber das können wir erst, wenn wir sie als solche erkennen und möglichst ausdrücken.

Wenn es nicht möglich ist, deine Emotionen direkt in der Situation mündlich auszudrücken, dann kannst du dies schriftlich tun.

Das kann auch in brieflicher Form sein; und diesen Brief kannst du verschicken oder der betreffenden Person geben – aber das muss gar nicht sein, denn allein das schriftliche Ausdrücken deiner Emotionen wirkt schon wohltuend, heilsam und befreiend.

Gelingt dir das?

Oder nimmst du da Blockaden wahr?

Eine innere Abwehr?

Ist deine Tendenz, dich selbst zurückzunehmen, schon so internalisiert, dass es dir schwerfällt, sie zu überwinden?

Dann hab Geduld mit dir und ergänze Sätze wie diese – am besten mit beiden Händen; denn deine linke Hand wird vermutlich etwas anderes schreiben als deine rechte – lass dich überraschen!

Ärger und Wut: Es ärgert mich, dass ...

Ich habe es satt, dass ...

Ich hasse es, wenn ...

Es stört mich extrem, dass

Ich nehme es dir eher übel, dass ...

Es macht mich wütend, wenn …

***

<u>Verletzungen:</u>

Es verletzt mich, wenn ...

Ich war traurig, als ...

Ich war enttäuscht über ...

Es hat mir weh getan, als …

***

<u>Reue und Bedauern:</u>

Ich bedaure, dass ...

Es tut mir leid, dass ...

Ich wollte nicht, dass …

Bitte vergib mir, dass ...

Ich hatte nicht vor ...

Wie kann ich … wieder gut machen?

***

<u>Angst:</u>

Ich habe Angst vor ...

Ich fühle mich beunruhigt, wenn ...

Ich fürchte mich vor ... , wenn ...

Ich habe Angst, dass ich ...

Es versetzt mich in Panik, wenn ...

***

Wünsche:

Ich wollte doch immer nur ...

Ich wünsche mir, dass ...

Ich hätte so gern ...

Ich verdiene es, dass ...

Es wäre schön, wenn ...

Ich möchte unbedingt, ...

***

Liebe und Wertschätzung:

Ich schätze es, dass ...

Ich fand es sehr lieb, dass ...

Es ist so schön, dass ...

Es macht mich glücklich, wenn ...

Ich danke dir dafür, dass ...

Es tut mir sehr wohl, wenn ...

***

Nun möchte ich dich dazu anregen, tief in dir nachzufühlen, welche Emotionen du in dir vergraben hast, sodass sie in dir schwelen und gern ausgedrückt werden wollen.

Neigst du dazu, deine Emotionen zu unterdrücken?

Etwa weil es in deiner Familie nicht erwünscht war, Emotionen zu zeigen?

Und man dich kritisiert hat, weil du „so emotional“ warst?

Dann habe ich noch eine Anregung für dich – sie wird dir helfen, einen besseren Bezug zu deinen Emotionen zu finden.

Notiere – am besten wieder mit beiden Händen – zu jeder der hier angeführten Emotionen zumindest ein Beispiel aus der letzten Zeit, das dir dazu einfällt; eine Situation, in der du die entsprechende Emotion mehr oder weniger bewusst erlebt hast.

Wertvoll kann es auch sein, Beispiele anderer hinzufügen; also Situationen, in denen du diese Emotionen bei anderen miterlebt und bewusst wahrgenommen hast.

Deine Spiegelneuronen haben dich bis zu einem gewissen Grad all das mitfühlen lassen; wobei deine Empathie vermutlich umso stärker war, je näher diese Person dir gestanden ist – das ist zumindest meine Erfahrung.

Grundlegend positive Emotionen:

Liebe

Freude

Wertschätzung / Dankbarkeit

Fröhlichkeit

Anerkennung

Glückseligkeit

Vertrauen

Mitgefühl

Heiterkeit

Begeisterung

Aber steh auch zu deinen grundlegend negativen Emotionen:

Ärger

Groll

Neid

Angst

Enttäuschung

Trauer

Schuldgefühl

Misstrauen

Eifersucht

Sorge

Bedauern

***

Und nun lege ich dir ans Herz, dir in Zukunft deiner Emotionen – welche auch immer du gerade wahrnimmst – generell bewusster zu werden; anstatt sie in dich einfach hinein zu fressen; und dich jeweils möglichst rasch aus den unguten zu befreien.

Vor allem dann, wenn du bemerkst, dass du gerade aus Frustration mehr isst, als du dir einfach vorgenommen hast.

Dein Gehirn ist also einem ständigen Wandel unterworfen, weil sich alles, was du tust, denkst oder fühlst auf die Synapsen auswirkt.

Also kannst du in jedem Augenblick deines Lebens durch die bewusste Lenkung deiner Aufmerksamkeit den Zustand deines Gehirns in eine der beiden Richtungen verändern:

** indem du über ein beschämendes Ereignis oder einen Misserfolg nachdenkst,*

** indem du dir ein Erfolgserlebnis vergegenwärtigst, das dein neuronales Netzwerk nachhaltig geprägt hat,*

** indem du eine uralte Zurückweisung immer wieder aufwärmst,*

** indem du dich auf das Positive im Hier und Jetzt fokussierst,*

** indem du an alten Traumata festhältst,*

** indem du aufbauende Visionen kreierst,*

** indem du dir das Erreichen deiner Ziele vor Augen führst,*

** indem du „Worst-case-Szenarien“ abspulst,*

** indem du mit der Verwirklichung deiner Wünsche spielst,*

** indem du über irgendetwas herzlich lachst,*

** indem du dich deinen Ängsten hingibst,*

** indem du dich für etwas begeisterst,*

** indem du deinem Ärger Raum gibst,*

** indem du für scheinbar Selbstverständliches dankbar bist,*

** indem du im Selbstmitleid badest,*

** indem du bewusst auf etwas stolz bist,*

** indem du an eine geliebte Person denkst,*

** indem du jemandem dein Herz öffnest,*

** indem du dich der Faszination über ein Wunder hingibst,*

*** indem du dich mit Schuldgefühlen geißelst,**

*** indem du etwas oder jemanden bewunderst,**

*** indem du etwas Schönes betrachtest,**

*** indem du für eine Fügung dankbar bist,**

*** indem du jemandem Wertschätzung entgegenbringst,**

*** indem du dir Sorgen machst,**

*** indem du bewusst dein Vertrauen zelebrierst,**

*** indem du etwas aus vollen Zügen genießt,**

*** indem du dir Selbstachtung schenkst,**

*** indem du ehrliches Mitgefühl hast,**

*** indem du dich auf den nächsten Urlaub freust,**

*** indem du Fürsorge empfindest,**

*** indem du dich deiner Zufriedenheit hingibst,**

*** indem du dich auf eine interessante Begegnung freust,**

*** indem du dich an eine Sternstunde erinnerst,**

*** indem du jemandem Achtung entgegen bringst,**

*** indem du dich an erbaulicher Musik ergötzt,**

*** indem du dich an einem Aha-Erlebnis erfreust,**

*** indem du dir selbst Liebe schenkst,**

*** indem du …**

Nun ist deine Kreativität gefragt!

Und ich denke, dir ist klar, in welche Richtung die hier aufgeführten Beispiele dich jeweils bewegen ☺…

Je mehr und konsequenter du in positiven Erinnerungen oder beglückenden Visionen schwelgst, je mehr du dich dem Erfreulichen zuwendest, das hier und jetzt dein Leben bereichert, umso fester werden sich genau diese Erfahrungen und die damit verbundenen Stimmungen, in deinem Gehirn einprägen – und damit dein zukünftiges Leben färben.

Und umso eher bist du imstande, dein Essverhalten zu kontrollieren – und in eine positive Richtung umzupolen.

Und desto **klüger** werden deine **Entscheidungen** in Bezug auf das, was du isst und wie viel, und das, was du nicht mehr isst, ausfallen; und umso eher wirst du dein Wunschgewicht erlangen – und dann auch halten.

Und das Schöne ist, dass wir heute wissen, dass die Plastizität unseres Gehirns tatsächlich bis ins hohe Alter bestehen bleibt – zumindest bis zu einem gewissen Grad.

Natürlich ist das Gehirn junger Menschen leichter formbar als das von Senioren; aber unsere Gehirne hungern bis ans Lebensende nach Erfahrungen – wie alt auch immer wir sind.

Also erlaube dir – gleichgültig, in welchem Alter du aktuell bist – mit der Kontrolle deiner Gedanken dein Gehirn so umzuprogrammieren, dass du jegliche Herausforderung mit Leichtigkeit und Freude angehen kannst; speziell jene, dein Wunschgewicht zu erlangen und zu halten.

Bewusste Gedankenkontrolle

Diese Fähigkeit gehört für mich zu Eigenermächtigung und Eigenwirksamkeit, denn es liegt einzig und allein an uns, was wir denken und wo wir unsere Aufmerksamkeit hinlenken – und daraus folgend wie viel wir aus dem enormen Potenzial, das in unserem Gehirn schlummert, auch tatsächlich nutzen.

Mit der bewussten Steuerung deiner Gedanken übernimmst du die Macht über dich selbst und in einem hohen Maß auch über dein Leben – und damit zugleich über dein Gewicht.

Das ist allerdings erst im Zustand ganzheitlichen Wohlgefühls möglich, also unter dem Einfluss deiner Glückshormone und mit eingeschalteter Hirnrinde; denn erst dann steht dir dein gesamtes menschliches Potenzial – körperlich, mental und emotional – zur Verfügung.

Ein guter Weg zu dieser Einstimmung in dein Wohlgefühl ist die Herz-Zentrierung aus der großartigen Herz-Intelligenz-Forschung, deren bahnbrechende Erkenntnisse ich immer gern in meine Arbeit einbringe.

Wenn du bemerkst, dass du unter Stress stehst, halte für einige Augenblicke inne und gönne dir eine kleine „Auszeit" – beispielsweise wenn dich gerade wieder ein unbändiges Verlangen nach etwas, was du eigentlich nicht mehr essen wolltest, überkommt; und du dich tapfer dagegen wehrst, aber dein innerer Schweinehund bietet dir allerlei Argumente wie „Einmal ist kein Mal" oder „Von dem einen Mal geht die Welt nicht unter"...

Erinnere dich daran, dass du in deinem Lebens-Spiel nicht nur Schauspieler/in, sondern auch Regisseur/in bist und daher jederzeit die Pause-Taste drücken kannst!

Tu dies in Gedanken und tritt einen Schritt zurück; um diese Situation aus der Position eines neutralen Beobachters zu betrachten – und dann stell dir vor, durch dein Herz zu atmen!

<u>Herz-Zentrierung</u>

Richte deine Aufmerksamkeit weg von deinem gestressten Verstand und lenke sie in die Gegend deines Herzens – vielleicht möchtest du dabei eine deiner Hände auf dein Herz legen, tatsächlich oder auch bloß in der Vorstellung.

Dann stell dir vor, mit deinem Herzen zu atmen und fühle eine Weile sehr bewusst, wie du in dein Herz einatmest … und dann wieder aus deinem Herzen ausatmest …

Beim Einatmen erweitert sich dein Herz; beim Ausatmen nimmt es wieder seine ursprüngliche Größe ein; um sich dann neuerlich zu erweitern und in seine normale Größe zurückzukehren …

Auf diese Weise entziehst du deiner bisherigen Fokussierung auf dein Problem – deinen Appetit auf Ungesundes – die Energie und findest mehr und mehr in deine Ruhe.

Nach einigen Augenblicken des Herz-Atmens vergegenwärtige dir ein positives Gefühl – mit Hilfe einer glücklichen Erinnerung, einer erfreulichen Perspektive, etwas Dankenswertem, eines Erfolgserlebnisses, einer Liebeserfahrung, oder von irgendetwas, das dich lächeln lässt …

Spür, wie sich dein Lächeln entfaltet … und sich langsam über dein ganzes Gesicht ausbreitet – zuerst die Augenpartie schmunzeln lässt … dann die Lippen mit einbezieht … die Wangen …

Und nun kannst du dich fragen, was dein Herz zu deinem aktuellen Problem meint ... und was es dir in dieser Situation empfiehlt ...

Bleibe eine Weile ganz in deinem Herzen fokussiert und lausche aufmerksam auf das, was es dir vermitteln möchte – auf diese Weise findest du Zugang zu deiner inneren Weisheit, deiner Intuition.

Erinnere dich an Antoine de Saint Exupérys kleinen Prinzen, der in dem gleichnamigen Buch meint:

„Man sieht nur mit dem Herzen gut!"

Natürlich wäre es dann auch empfehlenswert, die Antwort deines Herzens nicht nur zu hören, sondern diese – soweit dies möglich ist – dann auch umzusetzen.

Wenn du deine Aufmerksamkeit in dieser Art auf dein Herz fokussierst, kommst du jedenfalls in das, was Doc Childre und sein Team im Rahmen der Herz-Intelligenz-Forschung in ihrem „Heart-Math Institute" als „Kohärenz" bezeichnen.

Und wenn dein ganzes System kohärent arbeitet, kommen nicht nur die beiden Anteile deines vegetativen Nervensystems in Einklang – was vor allem auch deiner Gesundheit zuträglich ist –, sondern auch dein Gehirn mit deinem Herzen.

Dadurch erleichterst du deiner Großhirnrinde ihre Arbeit und du bekommst Zugriff sowohl auf altbekannte, als auch auf wertvolle neue Informationen; weil du im Vollbesitz deiner Kreativität bist und so auch neue Verknüpfungen herstellen kannst – und das ist vor allem dann wertvoll, wenn du ein Ziel erreichen oder einen Wunsch erfüllen möchtest: wie ein gesundes Essverhalten oder dein Wunschgewicht.

Buddha sagte:

„Du bist heute das Ergebnis dessen, was du gestern gedacht hast.“

Und das bedeutet natürlich auch, dass du in Zukunft das Ergebnis deiner aktuellen Gedanken und Einstellung sein wirst.

Wäre es daher nicht klug, deine Gedanken zu kontrollieren?

Also stellt sich die Frage, welche Gedanken in dir ihr Unwesen treiben – oder aber förderlich sind.

Halte also immer wieder in deinem Alltag inne und frage dich:

Welche Gedanken wirken gerade in mir?

Und mit welcher Einstellung begegne ich meinem Leben?

Aber auch mir selbst?

In Bezug auf Gedankenkontrolle gibt es zwei wichtige Fakten, auf die ich dich hier hinweisen möchte:

Du kannst immer nur einen Gedanken gleichzeitig denken.

Und du kannst bestimmen, was du denken möchtest.

Also solltest du lernen, bewusster mit deinem Denken umzugehen; denn damit entscheidest du in jedem Augenblick über dein Befinden.

Dein Glück – aber auch dein Wunschgewicht – ist in jedem Augenblick nur einen Gedanken weit weg.

Möchtest du lernen, bewusster mit deinem Denken umzugehen?

Dann habe ich hier einige Anregungen für dich.

Du denkst deine Gedanken immer in der Gegenwart, aber du kannst sie in drei Richtungen lenken.

Die **Zukunft** betreffende Gedanken können konstruktiv oder destruktiv sein:

Positive Gedanken, die sich auf deine Zukunft beziehen – wie Hoffnungen, Zuversicht, Vertrauen, Vorfreude – sind immer sinnvoll, weil sie dir Glückshormone schenken.

Aber auf Dauer lenken auch sie dich vom Hier und Jetzt ab, wo sich dein Leben aber abspielt.

Also schwelge ab und zu in deiner Vorfreude auf das Erreichen deines Wunschgewichtes und all das, was sich damit in deinem Leben verändern wird, um dir Endorphine zu holen!

Denn damit kannst du dein Hier und Jetzt entspannter und stressfreier meistern und wirst dein Ziel eher erreichen.

Negative Zukunfts-Gedanken – wie Sorgen, Ängste, Worst Case Szenarien – sind prinzipiell destruktiv.

Aber wenn sie aufkommen, frage dich:

„Ist es wichtig, dass ich mich jetzt mit diesen Sorgen befasse?“

„Kann ich etwas an der Situation ändern?“

Wenn ja, dann tu das!

Wenn nein, dann lass diese Gedanken los und öffne dich für eine neue Sichtweise!

Welche Gedanken in Bezug auf dein Wunschgewicht projizierst du in deine Zukunft?

Sind diese eher förderlich oder eher hinderlich?

Bringen sie dich in eine hilfreiche Schwingung?

Wirken sie ermutigend?

Motivierend?

Oder trüben sie deine Sicht?

Und untergraben sie deinen Glauben an dich und dein Durchhaltevermögen?

Auch die **Vergangenheit** betreffende Gedanken können konstruktiv oder destruktiv sein:

Süße, erfreuliche und beglückende Erinnerungen polen deine Körper-Chemie in Richtung Endorphine um, sind daher sinnvoll.

Aber auf Dauer lenken auch sie dich vom wesentlichen Hier und Jetzt ab.

Also schwelge ab und zu in solchen Erinnerungen und hole dir reichlich Endorphine – nicht zuletzt auch aus deinen früheren Erfolgen, wenn es darum ging, etwas zu erreichen, was du dir gewünscht hast.

Nütze diese aber vor allem, um dein Hier und Jetzt entspannter und stressfreier zu meistern, wenn es aktuell anspruchsvoll ist!

Negative Erinnerungen – wie Schuldgefühle, Bedauern oder Schuldzuweisungen – sind besonders destruktiv, weil sie vergeblich sind und dir nichts als Stress-hormone bringen.

Deine Vergangenheit kannst du niemals ändern. Aber du kannst deine Einstellung dazu verändern und aus deinen Fehlern lernen.

Also frage dich:

Wie könnte ich das, was ich nicht ändern kann, aus einem neuen Blickwinkel sehen?

Welche gesündere Einstellung könnte ich zu dem gewinnen, was geschehen ist und mich stresst?

Oft kannst du auch das, was nicht ideal gelaufen ist, wiedergutmachen; dann wirst du dich leichter davon lösen.

Welche Gedanken in Bezug auf vergangene Gewichts-Themen begleiten dich?

Quälst du dich mit bisherigem Versagen?

Machst du dir Vorwürfe, weil du dein Wunschgewicht immer noch nicht erreicht hast?

Und entmutigst du dich damit?

Oder erinnerst du dich an positive Erlebnisse?

Vielleicht an aufbauendes Feedback zu deiner Figur?

Welche Gedanken wirken aus deiner Vergangenheit nach?

Und natürlich können auch die Gegenwart betreffenden Gedanken konstruktiv oder destruktiv sein.

Positive Gegenwarts-Gedanken – wie Dankbarkeit, Zufriedenheit, Wertschätzung, Freude, Selbstachtung – sollten jederzeit deinen Schwerpunkt bilden. Sie bringen dich in eine positive Körper-Chemie und eröffnen dir dadurch dein gesamtes menschliches Potential.

Negative Gegenwarts-Gedanken – wie Selbstkritik, Kritik, Schuldzuweisungen, Unzufriedenheit – solltest du weitgehend meiden, weil sie dich durch die negative Körper-Chemie außerstande setzen, das Nicht-Ideale zu ändern.

Welche Gegenwarts-Gedanken begleiten dich durch den Alltag?

Sind diese eher aufbauend und hilfreich für die Erreichung deines Wunschgewichtes?

Oder stehst du dir damit selbst im Weg?

Weil du den Fokus vor allem auf dem Negativen hast?

Und all das Positive gar nicht wahrnimmst?

Mach dich bereit, dein Denken zu zähmen; was vor allem zu Beginn dieser Umstellung doch einiges an Aufmerksamkeit und Gedankendisziplin braucht. Denn die alten Gedankenmuster sind fest in deinen Hirnbahnen eingeprägt und laufen meist automatisch ab – aber der Einsatz lohnt sich!

Frage dich immer wieder:

Was ist im Augenblick nicht so, wie ich es gern hätte und gut fände?

Was davon kann ich ändern?

Was kann ich in seiner unguten Wirkung erleichtern oder aufheben, indem ich meine Einstellung dazu verändere?

Manchmal wird dir das nicht gelingen, aber dann kannst du zumindest deinen Fokus umlenken.

Wohin könnte ich meine Aufmerksamkeit lenken, wenn es mir nicht gelingt, meine Einstellung zu verändern?

Dann notiere alle Zukunfts-Sorgen und -Ängste, die dich immer wieder belasten; und frage dich:

Worauf von all dem kann ich Einfluss nehmen?

Notiere auch alle Vergangenheits-Belastungen (Schuldgefühle, Bedauern, Schuldzuweisungen), die dich immer wieder einholen:

Was von all dem kann ich wiedergutmachen?

Als nächsten Schritt liste deine Kritik an dir selbst auf:

Was von all dem kann ich ändern?

Wie könnte ich das anders sehen?

Und was du nicht ändern kannst, dazu ändere deine Einstellung!

Wie kann ich mir eine neue Einstellung aneignen?

Aber liste auch deine Kritik an anderen auf – und frage dich jeweils:

Was sagt mir das über mich selbst?

Welche Spiegelungen kann ich darin erkennen?

Was ist die Konsequenz daraus?

Vor allem mag es interessant sein, dir bewusst zu werden, wie kritisch du anderen gegenüber bist, die es auch nicht schaffen, ihr Wunschgewicht zu erlangen...

Sei nachsichtiger mit diesen Menschen – aber vor allem auch mit dir selbst!

Denn damit machst du es dir leichter, dein Ziel zu erreichen.

Und hier ist noch ein hoch wirksames **General-Rezept**:

Wo auch immer du gerade deine Gedanken spazieren führst – ob in der Vergangenheit, Gegenwart oder Zukunft – und wie auch immer sie gerade geartet sind – sehr destruktiv, mittelmäßig oder konstruktiv –, es gibt eine Frage, die du dir immer stellen kannst; und die dir immer wohl tun wird:

„Welcher Gedanke fühlt sich besser an?“

Diese Frage solltest du – ähnlich wie die „energetische Hirnaktivierung“, die ich dir zu Beginn dieses Buches ans Herz gelegt habe – jederzeit im Hinterkopf haben und dir möglichst oft auch und gerade mitten im stressigsten Alltag stellen.

Programmiere dir diese Frage fest in deine Hirnbahnen ein, indem du sie dir anfangs bewusst immer wieder stellst – später wird sie zum Ritual und zum wertvollen Wegbegleiter; und zwar in allen Belangen.

Wenn du dich beispielsweise gerade wieder dabei ertappst, dich mit hässlichen, dein inneres Kind kränkenden Worten, zu verletzen, dann halte inne und frage dich:

„Welcher Gedanke fühlt sich besser an?"

Aber auch wenn du dich bei eher neutralen, gelangweilten inneren Dialogen ertappst, dann stell dir diese Frage.

Ja sogar wenn es dir schon recht gut geht, kann es dir immer noch besser gehen – also stell dir auch dann diese Frage!
Für mich hat sie sich zum großen Wunder entwickelt, weil sie mir wirklich in jeder Situation hilft, meine Schwingung zu erhöhen – und mich damit magnetisch zu machen für Besseres, Leichteres, Erfreulicheres, Beglückenderes, Dankenswerteres, Erbaulicheres, Liebenswerteres, Ermutigenderes, Erheiternderes, Schöneres, Begeisternderes, Wertzuschätzenderes, Bewundernswerteres ☺...

Selbst-Wahrnehmung

Problematisch bei all dem ist, dass wir uns gerade unter Stress unserer Gestimmtheit kaum je bewusst werden.

Wenn sich der Höhlenmensch mit einem Säbelzahntiger konfrontiert sah, war es für sein Überleben nicht wichtig, sich seiner Stimmung bewusst zu werden. Für ihn war die Vorbereitung seines gesamten Organismus auf Kampf oder Flucht durchaus sinnvoll.

Aber die Herausforderungen haben sich geändert. Bei uns geht es nicht mehr um die Entscheidung für Kampf oder Flucht; sondern ganz im Gegenteil darum, möglichst effizient und oft auch noch rasch auf die meist eher komplexen Anforderungen zu reagieren.

Und dazu ist es wichtig, vor allem unsere Hirnrinde zur Verfügung zu haben; was jedoch aufgrund der selektiven Blutumverteilung von außen nach innen (also von höheren mentalen Zentren zu niedrigeren) unter Stress nicht der Fall ist.

Daher gilt es, uns zu möglichst aufmerksamer Selbst-Wahrnehmung zu erziehen, um diese auch angesichts wichtiger Herausforderungen zugänglich zu haben.

Denn erst wenn wir lernen, uns unserer physiologischen Vorgänge und Zustände bewusst zu werden, erkennen wir rechtzeitig, dass wir uns schon wieder im – heute kaum mehr je sinnvollen – Überlebens-Modus befinden.

Das mag anfangs nicht leicht sein, aber mit etwas Übung wird es dir immer besser gelingen, deinen mentalen Modus zu erkennen: Höhlenmensch oder Homo Sapiens Sapiens.

Dazu könntest du irgendein Signal wählen, das dich immer wieder daran erinnern soll, wenigstens für Augenblicke in die bewusste Selbst-Wahrnehmung zu gehen:

- wenn das Telefon klingelt,
- wenn Kirchenglocken läuten,
- wenn ein Vogel zwitschert,
- ein Hund bellt
- oder eine Katze maunzt,
- wenn jemand lacht,
- wenn eine neue Mail hereinkommt,
- wenn irgend ein bestimmtes Wort fällt…

Je häufiger dieses Signal vorkommt und dich an deine Selbst-Wahrnehmung erinnert, umso besser ist es ☺.

Trainiere dir dieses bewusste Körper-Wahrnehmen mit der anfangs nötigen Geduld an, so wird es dir auch in herausfordernden Situationen zur Verfügung stehen.

<u>Selbst-Wahrnehmung:</u>

Was auch immer du gerade tust – auch jetzt, während du dieses Buch liest – halte für einige Augenblicke inne, bleib genau in der Position, in der du dich gerade befindest – so als hätte jemand die Pause-Taste gedrückt – und fühle in deinen Körper hinein:

Wie fühlt sich dein Körper an?

Fühlst du dich wohl?

Frisch und energiegeladen oder müde und schlapp?

Ist dir eher angenehm warm oder gar heiß?

Oder ist dir kühl, ja kalt?

Fühlst du die Berührung deines Körpers mit seiner Umgebung?

Den Boden unter deinen Füssen ... den Sitz, wenn du sitzt, oder die Lehne ... kannst du an manchen Stellen dein Gewand fühlen, vielleicht auch deine Haare?

Wie genau fühlst du dich jetzt gerade?

Nun kämme mit deiner Aufmerksamkeit deinen ganzen Körper durch – so als würdest du langes Haar mit einem Kamm oder einer Bürste glätten – auf der Suche nach kleineren oder größeren Verspannungen.

Und wenn du eine angespannte Stelle findest, bleibe kurz dabei, atme bewusst dorthin und löse diese Spannung mit jedem Ausatmen etwas mehr, ehe du deine Aufmerksamkeit weiter wandern lässt:

Beginne an deinen Füßen, fühle langsam entlang deiner Beine hinauf zu deinem Rumpf, entspanne verspannte Areale und geh weiter ... durchkämme deinen Bauch, deine Brust, deinen Rücken ... dann auch deinen Schulter- und Nackenbereich, der meist besonders verhärtet ist.

Löse, soweit dir dies jetzt möglich ist, alle Verspannungen, die du in deinem Rumpf findest ... dann nimm auch deine Arme wahr und löse auch hier die kleinsten Spannungen ... und zum Schluss nimm deinen Hals und den Kopf wahr ... achte besonders auf deine Kiefermuskulatur ... beißt du die Zähne zusammen?

Spür auch, ob deine Kopfhaut angespannt ist – und löse sie sanft ... entspanne bei jedem Ausatmen etwas mehr und atme frische Lebensenergie ein ... stell dir vor, dass du dich damit auflädst und bis auf zelluläre Ebene regenerierst.

Atme während dieser Wahrnehmungs-Übung möglichst bewusst und tief, am besten im 5 zu 3 Rhythmus, also atme jeweils 5 Herzschläge lang aus und nur 3 Herzschläge lang ein; um deinen Parasymathikus zu aktivieren.

Da es überzeugender ist, etwas selbst zu erleben, als es bloß zu hören oder zu lesen, möchte ich dich bitten, einmal bewusst auf die Unterschiede in deiner Herzfrequenz zu achten, während du langsam ein- und ausatmest.

Dazu atme mehrere Male langsam aus und ein und fühle währenddessen deinen Puls an deiner Schläfe, am Handgelenk oder über dem Herzen.

Dann wird dir auffallen, dass dein Puls während des Ausatmens langsamer wird; und damit bestätigst du dir meine Aussage, dass diese Atemphase jenem Teil deines vegetativen Nervensystems untersteht, der für Ruhe und Regeneration zuständig ist und dein System herunterfährt.

Achte also generell immer wieder bewusst darauf, deine Ausatem-Phase länger zu halten als die Einatem-Phase, um leichter in einen entspannten Zustand zu kommen – vor allem bei der Selbst-Wahrnehmung; denn dann wirst du viel bessere Ergebnisse erzielen.

Spiele immer wieder mit dieser Innenschau und erlaube es dir so oft wie möglich, ganz und gar ins Hier und Jetzt zu kommen und einfach zu beobachten, zu spüren und vor allem auch die Unterschiede in verschiedenen Lebenssituationen wahrzunehmen.

Das wird es dir auch leichter machen, dir ein gesundes Essverhalten anzugewöhnen; weil du echten Hunger leichter als solchen erkennst.

Frage dich auch:

Gibt es Unterschiede in meiner bewussten Selbst-Wahrnehmung zwischen den Morgen- und den Abendstunden?

Zwischen einer Urlaubssituation oder meinem Arbeitsalltag?

Wie beeinflusst die Gegenwart verschiedener Menschen, wie ich mich wahrnehmen kann?

Gibt es Menschen, in deren Gegenwart ich mich eher entspannt und zugleich energiegeladen fühle?

Wenn ja, dann gönne dir doch mehr davon!

Und wer löst Verspannungen in meinem Körper-Geist-Seelen-System aus und scheint mir die Energie zu rauben; sodass ich mich in seinem oder ihrem Beisein müde, ausgelaugt und dennoch angespannt fühle?

Könnte ich das Zusammensein mit diesen Personen meiden oder zumindest reduzieren?

Wenn du immer wieder in den verschiedensten Phasen deines Lebens bewusst mit deiner Selbst-Wahrnehmung spielst, dann wird diese bis zu einem gewissen Grad zu einem wertvollen Automatismus und steht dir auch unter anspruchsvolleren Umständen zur Verfügung – und genau darum geht es.

Wenn dir diese Körper-Bewusstheit in Fleisch und Blut übergeht, gewinnst du ein besseres Verhältnis zu deinem Körper; und das hat zur Folge, dass er kooperativer auf das reagiert, was du ändern möchtest, um dein Wunschgewicht zu erlangen.

Nur dann, wenn du dir deiner gesamten Gestimmtheit bewusst bist, kannst du gegebenenfalls etwas daran ändern, wenn es dir sinnvoll erscheint; weil du dir dann deiner Verspannungen bewusst geworden bist – dann löse deinen Stress und wechsle aus dem Überlebens-Modus in den Homo Sapiens Sapiens-Modus!

Wenn bei deinem Radio der Sender nicht genau eingestellt ist, wirst du keinen guten Empfang haben. Und im übertragenen Sinn kannst du dich auch als Empfänger von Schwingungen sehen – aber du bist in jedem Augenblick deines Lebens zugleich auch Sender von Schwingungen.

Und je positiver du gestimmt bist – im Senden und im Empfangen – umso störungsfreier wird beides funktionieren.

Nur dann wirst du dein gesamtes menschliches Potenzial ausschöpfen, weil du im Vollbesitz deiner mentalen Kräfte bist. Und nur dann ist deine Ausstrahlung so positiv, dass du entsprechend dem Gesetz der Resonanz Positives anziehst.

Herausforderungen sind jedenfalls im Zustand der Freude – oder in einer anderen positiven Gestimmtheit – leichter zu meistern. Wenn du also bemerkst, dass du aus deinem Wohlgefühl herausgefallen bist, dann kehre einfach möglichst rasch wieder in deinen wohltuend entspannten, zugleich aber wachen und aufmerksamen Idealzustand zurück!

Das Leben ist ein Geschenk - ist es das?

Wie ich dir ja bereits dargelegt habe, kannst du deinen Weg vom aktuellen Gewicht zu deinem Wunschgewicht auf zwei verschiedene Arten zurücklegen – im Weg-von-A oder im Hin-zu-B.

Und analog dazu gibt es zwei weitere diametral entgegengesetzte Einstellungen zum Leben; und auch diese wirken sich stark auf deine Fähigkeit aus, das, was du ändern möchtest, auch tatsächlich zu ändern.

Du kannst dein Leben – mitsamt aller Herausforderungen – als Geschenk sehen; oder aber als mühsamen und bedrohlichen Kampf im Sinne von:

„Mir wird aber auch nichts geschenkt!“

Übertragen auf unser Thema kannst du deine erwünschte Gewichtsabnahme (oder Gewichtszunahme) entweder als Geschenk sehen:

☺ **als Chance, dich zu bewähren,**

☺ **als Gelegenheit, Verantwortung zu übernehmen,**

☺ **als Zeichen für dein Selbstvertrauen,**

☺ **als Möglichkeit, deine Klugheit zu beweisen,**

☺ **als Chance, deine Disziplin zu trainieren,**

☺ **als Gelegenheit, deine Eigenermächtigung zu zeigen,**

☺ **als Beweis für deine Kompetenz,**

☺ **als Möglichkeit, Wertschätzung zu bekommen,**

☺ **als Chance, Vorbild auch für andere zu sein,**

☺ **als Erprobung deiner Kreativität,**

☺ **als Anregung, deine Stärken weiter zu entwickeln …**

Oder aber du kannst in der erwünschten Gewichtskorrektur nur das Negative sehen:

☹ als Gefahr eines Fehlschlags,

☹ als Belastung,

☹ als Überforderung,

☹ als Anlass für Ängste,

☹ als Ursache für Selbstzweifel,

☹ als Grund für Selbstkritik,

☹ als Anlass für Gewissensbisse,

☹ als Gefahr für Selbstvorwürfe,

☹ als Anlass für Enttäuschungen …

Die Frage, mit welcher Sichtweise du adäquater reagieren wirst, ist wohl eine rhetorische ☺**.**

Oder siehst du das anders?

Überblicke dein Leben einmal unter diesem Gesichtspunkt und frage dich:

„Mit welcher Einstellung gehe ich generell an Herausforderungen heran – und natürlich insbesondere an mein aktuelles Gewicht und die nötige Korrektur?“

„Gelingt es mir, das Geschenk darin zu erkennen?“

Ja?

Dann gratuliere dir, denn dann wird dir der Weg um vieles leichter fallen – und du wirst sicherer ans Ziel gelangen.

Nein?

Dann sei froh, dass dir dies bewusst geworden ist; aber überlege:

Wäre eine solche Sichtweise vielleicht eine Option, die du durchaus einmal ins Auge fassen könntest?

Oder wirkt auch in dir die Überzeugung, nur hart Erarbeitetes, lang Dauerndes, in jeder Beziehung viel Kostendes und eventuell auch noch Schmerzhaftes wäre von Wert?

Wenn dies der Fall ist, dann halte vielleicht kurz inne und erlaube dir, diese Überzeugung zu hinterfragen...

Früher habe ich sie auch gepflegt.

Aber je länger ich mein Leben bewusst gestalte, umso deutlicher wird für mich, dass mir immer dort, wo etwas besonders schwer geht, meine innere Stimme damit signalisieren möchte, dass ich einen Umweg mache, der eigentlich nicht nötig wäre.

Es ist schon richtig: Umwege verbessern die Ortskenntnis – es fragt sich nur, ob das Preis-Leistungs-Verhältnis stimmt. Denn wenn die Umwege mehr Energie verbrauchen, als die dadurch errungene Erweiterung der Kenntnis letztlich wert ist, dann gehe ich mittlerweile doch lieber den direkten und leichten Weg ☺.

Daher habe ich gelernt, Pflichten so für mich umzudeuten, dass sie meinem Glücklichsein nicht mehr im Wege stehen: ein Problem (wie etwa mein noch nicht ideales Gewicht) ist doch eigentlich eine **großartige Chance und Ausdruck meiner Freiheit** – denn **ich kann selbst die Entscheidung treffen und frei wählen, welches Gewicht ich anvisiere**.

Und wenn du dich einmal in den Begriff „Lösung“ hineinfühlst, hast du vermutlich ein sehr angenehmes Gefühl – für mich schwingt da immer auch die Lösung von Verspannung mit. Also kann sich die Lösung eines Problem durchaus entspannend anfühlen.

Was glaubst du, wie es dir gehen wird, wenn du – in der Anwendung der in diesem Buch gesammelten Anregungen – eines Tages dein Wunschgewicht erreicht haben wirst?

Wie wohltuend jeder positiv überraschte Blick auf die Waage sein wird?

Und wie wohltuend die bewundernden Blicke anderer?

Aber auch der Weg dahin kann durchaus ergötzlich sein – lass dich überraschen!

Manchmal dürfen wir einem Problem sogar erlauben, sich selbst zu lösen, indem wir uns selbst aus dem Weg gehen – vielleicht wartet dein Idealgewicht ohnehin schon längst darauf, von dir erreicht zu werden ☺.

Beginne also damit, dein Leben auf der Suche nach dem zu sichten, was du alles spontan als Geschenk erkennen und annehmen könntest!

Du wirst sehen, mit der entsprechenden selektiven Wahrnehmung wird dies gar nicht so schwer sein.

Sicher kennst du die Gegenüberstellung des halb gefüllten und halb geleerten Glases; aber ebenso kannst du beim Blick aus dem Fenster die schlecht (oder gar nicht) geputzten Scheiben sehen oder aber die schöne Aussicht genießen; du kannst dich über die Dornen ärgern, oder aber dich am Duft der Rosen erfreuen.

Und vielleicht kennst du die Geschichte von dem Glücksforscher, der bei einer Baustelle vorübergeht und die Arbeiter (die alle derselben Tätigkeit nachgehen) fragt, was sie denn da täten.

„Stana klopf´n", sagt der erste mürrisch.

„Ich muss Geld verdienen, um meine Familie zu ernähren", meint der zweite müde.

*„**Ich baue einen Dom!**“*, erwidert der dritte strahlend.

Wie wäre es, denn du deine Gewichts-Korrektur als Dombauer/in angehst?

Im Grunde kannst du dein ganzes Leben so sehen und empfinden, wie einer der drei Arbeiter – und ich denke, der dritte Zugang hat viel für sich...

Eine solche Umprogrammierung, die sich bei mir eigentlich ganz von selbst ergeben hat (offenbar weil ich seit längerem an dieser radikalen Umprogrammierung arbeite), ist mir unlängst mit großem Wohlgefallen aufgefallen:

Wenn früher ein Rettungshubschrauber über mich hinweggeflogen ist, dachte ich:

„Oh, da hat sich schon wieder jemand schwer verletzt!“

Heute halte ich bewusst Ausschau nach Geschenken und freue mich, dass hier rasch jemandem geholfen wird.

Halte auch du Ausschau nach all den Geschenken, die dir dein Leben macht, und du wirst sie mit der entsprechenden selektiven Wahrnehmung sicher finden.

Welche Geschenke kannst du auf deinem Weg von deinem aktuellen Gewicht zu deinem Wunschgewicht aller erkennen?

Gestimmtheit wie im Urlaub

In eine ähnliche Richtung wie die selektive Wahrnehmung auf die Geschenke des Lebens zu richten, geht folgende Sichtweise:

Stell dir vor, du würdest das Erreichen deines Wunschgewichtes so angehen, wie du deinen Urlaub antrittst.

Ich meine hier natürlich nicht die Einstellung jener Menschen, die überall, wo sie hinkommen, etwas zu bemängeln haben; die nur herummeckern und niemals zufrieden sind; denen es im zauberhaften Venedig stinkt, im Orient zu dreckig ist, in mediterranen Ländern zu laut, im hohen Norden zu kalt, in Afrika zu heiss, im Meer zu nass, in der Wüste zu trocken ist; denen es nirgends schmeckt und überhaupt …

Sondern ich meine diese:

☺ **erwartungsvolle und offene Stimmung,**

☺ **in der du wirklich bereit bist, dich Neuem zu öffnen**

☺ **und auch Fremdes, Anderes zu tolerieren;**

☺ **in der du neugierig bist wie ein unverdorbenes Kind,**

☺ **deine Aufmerksamkeit stets dem Positiven zugewandt hast;**

☺ **in der du angenehm entspannt bist**

☺ **und zugleich freudig angeregt an Dinge herangehst;**

☺ **in der du alles genießt, was sich zum Genuss bietet,**

☺ **dankbar bist für alles**

☺ und fröhlich und heiter in den Tag gehst;

☺ in der du bereit bist, auch einmal über dich selbst zu lachen

☺ und auch ohne äußeren Grund lächeln kannst ...

Versetze dich einmal für eine Weile in diese Stimmung hinein – möglichst intensiv und unter Miteinbeziehung aller Sinne!

Erinnere dich an den letzten absolut idealen Urlaub, den du erlebt hast, und schwelge in diesem Gefühl – oder, wenn dir eine solche Situation nicht im Gedächtnis ist, erfinde sie!

Nun stell dir vor, dass du in dieser Gestimmtheit deine Gewichtskorrektur mit allem, was dafür nötig ist, in Angriff nimmst.

Wäre das nicht ein Ansatz, der es wert wäre, zumindest einmal in Betracht gezogen zu werden?

Schenke dir diese Erfahrung!

* Eine erwartungsvolle und offene Stimmung lässt dich in Endorphinen schwelgen und schaltet dein Homo Sapiens Sapiens Gehirn ein.

Dadurch ist dein geistiger Horizont erweitert, und du bist in der Lage, auch dann spontan klug zu reagieren, wenn neue Gesichtspunkte auftauchen; sich also die Voraussetzungen ändern und dir Flexibilität abverlangt wird – was in Zeiten wie diesen ja durchaus vorkommen mag.

In dieser geistigen Offenheit entdeckst du eher hilfreiche Impulse – wie beispielsweise in diesem Buch ☺ – und kannst diese leichter umsetzen.

Wie fühlst du dich, wenn du deinen Weg zu deinem Wunschgewicht erwartungsvoll und offen für all das, was dir dabei begegnet, gehst?

Also entspannt und dennoch gespannt in deinem Anfänger-Bewusstsein schwingst?

* Und wenn du in dieser Art Urlaubsstimmung wirklich bereit bist, dich Neuem zu öffnen, dann wirst du dir auch leichter tun, Argumente anderer anzunehmen und zumindest zu überprüfen; auch wenn diese im ersten Augenblick deiner eigenen Sichtweise möglicherweise widersprechen.

Vielleicht bekommst du einen Tipp, den du in deinem normalen Alltagsbewusstsein niemals in Betracht gezogen hättest – aber in deiner Urlaubsstimmung bist du bereit, ihn zumindest einmal zu probieren.

Und natürlich kann es sein, dass diese Empfehlung dich tatsächlich deinem Idealgewicht näherbringt – es kann aber auch sein, dass du dabei einen ganz anderen Gewinn einfährst – frage deine kreativen Anteile nach entsprechenden Beispiele aus deinem Leben.

Ich habe so etwas schon mehrfach erlebt – dass ich auf der Suche nach etwas ganz Bestimmten etwas ganz anderes Wertvolles gefunden habe …

Wie fühlst du dich in dieser Bereitschaft, dich neuen Erfahrungen zu öffnen?

Vielleicht neuen Ernährungsweisen?

Oder neuen Bewegungsprogrammen?

* Fremdes, Anderes tolerieren zu können ist auch ein deutliches Zeichen für die Flexibilität, die wir in Zeiten zunehmender Globalisierung dringend brauchen.

Ich will dir jetzt keineswegs einreden, dich für die neue Insektenküche zu begeistern – die ist sicher nicht jedermanns Sache. Aber es gibt durchaus auch neue Dinge, die dir wertvolle neue Erfahrungsräume öffnen – und warum nicht auch in Bezug auf das Erreichen deines Wunschgewichtes?

Wie fühlst du dich, wenn es dir gelingt, auch Fremdes und Anderes zu tolerieren?

Wie geht es dir mit dieser Flexibilität?

* Wenn du es dir gestattest, neugierig zu sein wie ein Kind, dann wird es dir Freude bereiten, dir all das Wissen anzueignen, das nötig ist, um dein Gewicht unter Kontrolle zu bekommen.

Wir alle sind einem täglich weiter wachsenden Wissensüberfluss ausgesetzt – uns dagegen zu wehren, setzt uns massiv unter Stress.

Wenn wir hingegen neugierig und durchlässig bleiben – im Sinne von vielseitig interessiert –, dann wirkt sich diese Informations-Freudigkeit höchst förderlich auf jedes unserer Vorhaben aus.

Wie fühlst du dich, wenn du neugierig wie ein Kind durchs Leben gehst?

Voller Vertrauen, dass dir dein Leben genau das bietet, was du brauchst, um dein Ziel zu erreichen?

* Wenn deine selektive Wahrnehmung stets dem Positiven zugewandt ist, dann erkennst du in jeder Tatsache, jeder Reaktion (deinen eigenen aber auch jenen anderer), jeder Wendung, jeder Situation das Geschenk, die Gelegenheit und die – zuweilen erst auf ihre Entdeckung wartende – Chance.

Aber diese erkennst du erst dann, wenn du hinschaust und bereit bist, sie zu sehen. Und dazu braucht es die entsprechende selektive Wahrnehmung, denn Chancen drängen sich meist nicht auf – da scheint es so etwas wie eine Holschuld zu geben.

Wie fühlst du dich, wenn deine selektive Wahrnehmung dem Positiven zugewandt ist und du die Welt aus einer völlig neuen Perspektive siehst?

Wie wäre es, einmal die rosarote Brille zu probieren?

* Wenn du deinen Weg zu deinem Idealgewicht in angenehmer Gelöstheit gehst, wird sich dies garantiert in jeder Richtung positiv auswirken. Nicht zuletzt wirst du dein Wunschgewicht gesünder erreichen; und das ist ja keineswegs gleichgültig.

Daher empfehle ich auch – wenn du überhaupt mit Affirmationen arbeitest, worauf wir etwas später zurückkommen – Formulierungen wie:

„Gesund und schlank fühl ich mich wohl!"

Wie geht es dir in dieser angenehmen Gelöstheit?

* Wenn du freudig angeregt an die Dinge herangehst, wird sich das ganz allgemein positiv auf dein Leben auswirken, weil du auf diese Weise auch andere mit ins Boot bekommst – und deine Ziele gemeinsam mit anderen Gleichgesinnten anzuvisieren ist höchst effizient, weil ihr einander motivieren und in eurer Wirksamkeit verstärken könnt.

Wie geht es dir mit Menschen, die ihr Leben freudig angeregt zelebrieren?

Fühlen sich diese nicht erfrischend und mitreißend an?

Ähnlich wie die Gegenwart strahlender „Dom-Bauer"?

Wirken solche Menschen nicht enorm inspirierend?

* Wenn du bereit bist, auch in Zeiten der Einschränkung (so du dir diese zur Gewichgskorrektur verordnest) alles zu genießen, was sich zum Genuss bietet, dann wird dir diese selektive Wahrnehmung zu genießende Aspekte eröffnen, an die du sonst wahrscheinlich nicht gedacht hättest.

Ja, auch wenn dir das beim ersten Hinsehen etwas merkwürdig erscheinen mag – du kannst die Tatsache geniessen, dass du dich eine Weile nahrungsmäßig einschränkst (so du dich dafür entschieden hast).

Beispielsweise kann ich das Hungergefühl in Phasen der Nahrungsreduktion genießen – nicht zuletzt weil ich weiß, dass diese auf meiner eigenen Entscheidung beruht. Und das ist sicher der sinnvollere Zugang, als vor allem die Qual zu sehen und im Selbstmitleid zu versinken.

Du kannst lernen, andere sinnliche Genüsse zu genießen – solche, die sich nicht in Körperfett umwandeln; und die du bisher vielleicht viel zu wenig wahrgenommen hast.

Aber du kannst all das, was du dir für eine Weile versagst, auch in deiner Vorstellung genießen.

Darüber hinaus kannst du auch am positiven Feedback Genuss finden, das du ob deiner neuen, erschlankten (oder auch rundlicheren) Erscheinung bekommst – frag dein inneres Kind, wie sehr es Lob, Anerkennung, Bestätigung und Wertschätzung genießt!

Wie fühlst du dich, wenn du bewusster genießt, was sich zum Genuss anbietet?

Gibt es nicht unendlich vieles?

Das du bisher vielleicht als selbstverständlich links liegen gelassen hast?

* Ebenso ist Dankbarkeit für alles eine sehr wertvolle und konstruktive Energie.

Warum also nicht dankbar sein für die Tatsache, dass du die Gelegenheit bekommst, dein Gewicht unter deine Kontrolle zu bekommen?

Dafür, dass dich dein aktuelles Gewicht zu diesem Buch geführt hat?

Dafür, dass du mit den Erfahrungen, die du auf deinem Weg zu deinem Idealgewicht gemacht hast, auch mit anderen Übergewichtigen (oder Untergewichtigen) teilen kannst?

* Auch Fröhlichkeit und Heiterkeit sind Stimmungen, die dir selbst wohltun und dich darüberhinaus in eine für alle, die mit dir zu tun haben, wohltuende Aura einhüllen.

Und zwar nicht nur jene Menschen, mit denen du direkt und unmittelbar zu tun hast; sondern auch jene, mit denen du telefonierst. Achte einmal darauf, wie du auch über das Telefon genau hören kannst, in welcher Stimmung die Person am anderen Ende der Leitung ist!

Und deine Laune überträgt sich sogar auf jene, mit denen du bloß schriftlichen Kontakt hast, denn deine Gestimmtheit schwingt auch in deiner Wortwahl mit – aber natürlich auch zwischen den Zeilen.

Wie fühlst du dich, wenn du dir mehr Fröhlichkeit und Heiterkeit erlaubst?

Und damit auch andere ansteckst?

Ist das nicht ein herrliches Gefühl?

* Wenn du es schaffst, auf deinem Weg zu deinem Idealgewicht bereit zu sein, auch über dich selbst zu lachen, dann hast du schon gewonnen.

„Tierischer Ernst“ wird niemals wirklich sinnvoll sein – im Gegenteil, er ist ein deutliches Anzeichen für Stress, den du ja ganz und gar nicht brauchen kannst.

Dein Humor sitzt im Frontalhirn; und dieses zur Verfügung zu haben, ist ein deutliches Anzeichen dafür, dass dein Homo Sapiens Sapiens Gehirn eingeschaltet ist, dir also frei zur Verfügung steht.

Und das ist nötig, um die nötigen Maßnahmen zu ergreifen, um das Gewicht zu erlangen, dass du dir im Herzen wünschst – all das geht lachend um vieles leichter.

Wie fühlt es sich an, auch einmal über dich selbst zu lachen?

Ist das nicht herrlich erfrischend?

* Wenn du auch ohne äußeren Grund lächeln kannst, schenkst du dir selbst und anderen Glückshormone. Dir selbst über die Aktivierung der Rezeptoren in den kleinen Muskeln, die deine Mundwinkel hochziehen; diese melden dein Wohlbefinden an dein Gehirn und lassen dich Endorphine ausschütten.

Anderen über die Anregung derer Spiegelneuronen; also über die ansteckende Wirkung deines Lächelns, mit dem du auch bei anderen Menschen in deiner Umgebung eine Endorphin-Auszuschüttung bewirkst. Somit wirkt sich dein Lächeln also letztlich auf deine ganze Umgebung aus.

Hast du schon einmal bewusst die Freude wahrgenommen, die dich erfüllt, wenn es dir gelingt, zumindest ein kleines Lächeln in ein ärgerliches, verbissenes, mieselsüchtiges Gesicht zu zaubern?

Wie wäre es, dir dies öfter zu gönnen?

Ich habe mir dies zum Ritual gemacht; einmal täglich schenke ich mir diese Erfahrung – zumindest einmal pro Tag möchte ich einen Menschen zum Lachen bringen; oder zumindest zum Schmunzeln.

Aber ich kann mich durchaus auch daran erfreuen, wenn jemand anderer mein Lächeln „anzündet“ – besonders lachende Kinder können das gut; aber auch junge Tiere …

Nur damit wir uns nicht missverstehen. Ich meine hier natürlich nicht das plakative Lächeln der Zahnpasta-Werbung, denn das wirkt eher abstoßend. Ich meine unser Herzens-Lächeln, das in den Augen beginnt und unser Herz erwärmt.

Spürst du deine Lachfältchen, die wie Sonnenstrahlen deine Augen umrahmen, während du lächelst oder lachst?

Wenn ja, dann ist dein Lächeln echt und führt unweigerlich zu einer Ausschüttung von Glücks-Hormonen. Denn die Rückmeldung „es geht mir gut“ funktioniert nur dann, wenn die Rezeptoren in den kleinen, deine Mundwinkel hochziehenden Muskeln angesprochen werden UND gleichzeitig die Ringmuskulatur um deine Augen kontrahiert wird – und dies bewirkt deine Lachfalten.

Ja, Falten machen uns alle nicht glücklich; aber lieber Lachfalten als Sorgenfalten – nicht wahr?

Heute wissen wir dank der Forschungen der Gelotologen (Gelotologie ist ein neuer Zweig der medizinischen Wissenschaft, der sich mit den umfassenden Effekten unseres Lachens befasst), dass wir tatsächlich auch durch ein gezielt hervorgerufenes echtes Lächeln unsere Körperchemie umpolen können.

Aber nicht nur das. Es gibt eine ganze Reihe von wertvollen physiologischen Reaktionen auf unser Lachen und Lächeln, die seit wenigen Jahren von den Lachforschern mit erstaunlichen Ergebnissen untersucht werden.

Humor ist nicht nur die beste Medizin (wie mittlerweile wissenschaftlich nachweisbar ist), sondern auch der beste Weg in den Homo Sapiens Sapiens.

Wie wäre es also, wenn du eine dieser kleinen roten Schaumgummi-Kugeln, eine rote Clown-Nase, griffbereit hättest und dir dieses kleine Wunderding aufsetzen und dich damit im Spiegel betrachten würdest, ehe du auf deine ungesunde Lieblingsspeise verzichtest?

Oder dein Sportprogramm absolvierst?

Oder dein stündliches Glas Wasser trinkst – was so wichtig ist für das Erreichen deines Wunschgewichtes?

Oder du nimmst ein Selfie von dir mit roter Nase auf und siehst es dir immer wieder an.

Nun, es wird wohl Situationen geben, in denen dies nicht tatsächlich möglich ist – aber niemand kann dich daran hindern, dir dies vorzustellen – und du weißt, dein Hirn kann nicht unterscheiden.

Versuche einmal, an einem dieser grauen Novembermorgen, wenn die meisten Mitmenschen mit hängenden Mundwinkeln und ebensolchen Schultern durch die Gegend schlurfen oder auch hasten, deine rote Nase aufzusetzen und damit vergnügt in die Runde zu schauen!

Glaube mir, diese Erfahrung kann sehr erfrischend sein ☺ auch wenn manche irritiert reagieren!

Oder mach das, während du im Stau steckst … der Stau mag sich dadurch nicht unbedingt schneller auflösen, aber dir geht es unweigerlich besser.

Wenn jetzt in dir der Einwand erwacht, dass es Situationen gibt, in denen es nicht angemessen ist, zu lächeln oder gar zu lachen, dann stimme ich dir prinzipiell zu.

Aber niemand kann dich an deinem inneren Lächeln hindern; auch wenn du im Augenblick dein äußeres Lächeln zurückhalten musst.

Also gönne dir einmal sehr bewusst dein inneres Lächeln – es ist wirklich eine interessante und wohltuende Erfahrung.

Lass einmal absichtlich die Mimik deines Gesichtes ernst, aber lächle dabei innerlich, lass dein Herz lächeln!

Das mag wohl eine Fähigkeit sein, die es zu trainieren gilt – aber glaube mir, der Aufwand macht sich bezahlt!

Versagen vergeben

Was uns bei den unterschiedlichsten Vorhaben besonders entmutigt und blockiert, ist die Erwartung von Fehlschlägen; weil wir uns an altes Versagen erinnern und unsere Vergangenheit in die Zukunft projizieren.

Kennst du dieses Phänomen?

Wie oft hast du schon versucht, abzunehmen (oder zuzunehmen), nur um dann rasch wieder dein ursprüngliches Gewicht auf die Waage zu bringen – oder sogar noch etwas mehr (oder weniger, wenn du vergeblich versuchst, zuzunehmen)?

Und die Erinnerung daran wird nicht gerade motivierend sein, denn so lang du diese mit dir herumschleppst und dir immer wieder vergegenwärtigst, wird jede neue Ambition davon überschattet sein – daher ist es sinnvoll, hier einmal radikal auszumustern.

Wenn du eine Wanderung vor dir hast und deinen Rucksack packst, wirst du ihn vermutlich zuerst ausräumen, ehe du ihn neu füllst. Das wäre an sich gleich nach der letzten Tour sinnvoller; aber es kann ja auch einmal vorkommen, dass du beim Heimkommen etwas Wichtigeres zu tun hast und daher nicht dazu kommst, deinen Rucksack gleich auszuleeren.

Dann ist dies allerdings spätestens vor dem nächsten Ausflug angezeigt, weil du sonst die alten Proviantreste, die leeren Getränkeflaschen, die gesammelten Steine, Baumrinden und sonstigen „Schätze“, die du bei der letzten Wanderung gesammelt hast, auch beim nächsten Ausflug mitschleppst – obwohl du all das diesmal sicher nicht mehr brauchst.

Und ähnlich verhält es sich mit deinen **Selbstvorwürfen**, **Selbstzweifeln** und **Schuldgefühlen**, mit deiner **Unzu-**

friedenheit und dem altem **Gram** aufgrund alten **Misserfolgen** und früherem **Scheitern**. Wenn du in einer solchen Gestimmtheit die neue Herausforderung angehst, stehst du unter fataler Stress-Chemie, agierst im Höhlenmenschen-Modus und erntest entsprechend magere Resultate; wenn überhaupt.

Viel klüger ist es da, das **Anfänger-Bewusstsein** des Zen einzunehmen.

Hast du davon schon gehört?

Zen-Meister empfehlen ihren Schülern diesen Bewusstseinszustand; der im Grunde dem entspricht, was ich als Bewusstheit bezeichne und auch in der Bibel angedeutet wird:

„Wenn ihr nicht werdet wie die Kinder … “

Tatsächlich tun sich Kinder um vieles leichter mit diesem Anfängerbewusstsein, denn sie haben nicht die Tendenz, so lang und nachhaltig in negativen Emotionen zu schmoren wie wir Erwachsenen; weil sie generell leichter loslassen.

Aber auch wir können uns diesen herzoffenen und geistig weiten Bewusstseinszustand aneignen, um freier und unbelasteter auf neue Herausforderungen zu reagieren.

- **Hör´ dir ein Musikstück, das du vielleicht schon zigmal gehört hast, bewusst so an, als würdest du es zum ersten Mal hören!**
- **Genieße eine Speise, die du schon sehr oft gegessen hast, so als würdest du dies nun zum ersten Mal bewusst tun!**
- **Rieche bewusst an deiner Lieblingsblume so, als hättest du deren Duft noch nie zuvor wahrgenommen!**

- **Betrachte einen geliebten Menschen bewusst so, als würdest du ihn oder sie zum ersten Mal sehen!**
- **Liebkose deine Geliebte, deinen Geliebten, deine Katze oder ein anderes geliebtes Tier bewusst so, als tätest du das zum allerersten Mal!**
- **Gönne dir eine wohltuende Massage bewusst so, als wärst du noch nie in den Genuss einer solchen gekommen!**
- **Betrachte dein Lieblingskunstwerk bewusst so, als wäre dies das allererste Mal!**
- **Betrachte dein eigenes Spiegelbild – möglichst liebevoll ☺ – bewusst so, als hättest du dich noch nie im Spiegel gesehen!**

Ist dir aufgefallen, dass all das gar nicht so einfach ist?

Unser Gehirn hat die Tendenz, jeglichen Input sofort in irgendeine bekannte Kategorie einzuordnen; und wenn dies nicht möglich ist, dann so zurechtzurücken, dass er irgendwo dazu passt – und wenn auch das nicht geht, dann wird das eingehende Signal einfach ausgeblendet …

Aber du wirst auch erkennen, dass diese Erfahrungen ungemein wertvoll sind, wenn es dir nach einer Weile des bewussten damit Spielens dann doch gelingt, in dein Anfängerbewusstsein zu finden.

Vielleicht kennst du die Geschichte von dem Manager (es könnte natürlich auch eine Managerin sein ☺), der zu einem fernöstlichen Meister (es könnte auch eine Meisterin sein ☺) kommt, um von ihm Weisheit zu erlangen – ich finde sie so klug, dass ich sie gern zitiere:

„Meister, ich habe alles in meinem Leben erreicht, was man erreichen kann – ich habe eine wunderbare Familie

und bin sehr erfolgreich in meinem Beruf; ich bin unsagbar reich und habe einen großen und sehr einflussreichen Freundeskreis; ich besitze mehrere Autos, eine Jacht und sogar eine eigene Insel.

Was mir nun noch fehlt, ist Weisheit; und deshalb komme ich zu Euch: Sagt mir, wie ich Weisheit erlange!"

Der Meister legt den Kopf etwas schief und betrachtet seinen Gast eine Weile, während dieser schon etwas ungeduldig wird – schließlich ist Zeit doch Geld; aber er möchte nicht unhöflich sein, darum wartet er artig.

Dann, nach einer für unseren Protagonisten schier endlosen Weile, fragt der Meister:

„Möchtest du eine Schale Tee mit mir trinken?"

Nur mühsam kann sich unser Manager zurückhalten – schließlich ist er gekommen, um Weisheit zu erlangen und nicht, um Tee zu trinken. Aber aus Höflichkeit ringt er sich tapfer durch und antwortet nicht ganz ehrlich:

„Ja, gern!"

Dann folgt eine lange Tee-Zubereitungs-Zeremonie, die der Meister ungeachtet der wachsenden Ungeduld seines Gastes genüsslich zelebriert; während dieser nervös auf seinem Sitz hin und her rutscht.

Schließlich reicht er ihm eine Schale und gießt Tee ein … und gießt ein … und gießt ein – und die Schale ist voll und läuft schon über.

Da platzt unserem Manager die Geduld und er ruft:

„Meister, haltet ein, seht Ihr denn nicht: meine Schale ist schon voll, da geht nichts mehr herein?!"

Der weise Mann hält tatsächlich inne, legt wieder den Kopf schief und sieht seinem Gast lächelnd in die Augen – lange.

Dann meint er:

„Siehst du: So wie diese Schale, so ist auch dein Geist voll – da geht nichts mehr hinein!

Wenn du Weisheit erlangen möchtest, musst du erst deinen Geist leer machen!"

***

Gehe dein Vorhaben, dein Wunschgewicht zu erreichen, aus deinem Anfänger-Bewusstsein an und tu so, als hättest du noch nie in deinem Leben etwas an deinem Gewicht ändern wollen!

Du wirst sehen, das ist keine leichte Aufgabe; dafür aber eine höchst interessante und bereichernde Erfahrung.

Was uns bei neuen Herausforderungen oft im Weg steht, ist die alte Unzufriedenheit – die interessanterweise sogar dann weiter bestehen kann, wenn wir mittlerweile längst erkannt haben, dass sich das, was wir anfangs für falsch hielten, letztlich doch als wertvoller Schritt in die richtige Richtung erwiesen hat.

Daher frage dich einmal, womit du in Bezug auf deine bisherigen Versuche, dein Wunschgewicht zu erlangen, unzufrieden bist – schreibe eine Liste von all dem, was dir dazu einfällt!

Und dann frage dich bei jedem scheinbaren Scheitern, ob deine diesbezügliche Unzufriedenheit wirklich berechtigt ist – oder ob sie, was erfahrungsgemäß viel öfter der Fall sein wird, eigentlich längst überholt ist.

Einerseits, weil dein Handeln und Reagieren aus damaliger Sicht wohl sicher das Beste war, was dir in diesem Augenblick möglich war – denn ich nehme nicht an, dass du damals absichtlich falsch reagiert hast.

Und andererseits konntest du daraus ziemlich sicher irgendetwas gewinnen – wenn schon nichts anderes, dann das Erkennen des Weges, den du sicher nie mehr beschreiten musst.

Edison war froh über all seine Fehlversuche und antwortete einem Journalisten auf die Frage, ob ihn das oftmalige Scheitern auf dem Weg zur Glühbirne nicht frustriert hätte:

„Nein, denn ich habe viele Möglichkeiten gefunden, wie die Glühbirne nicht funktioniert!“

Hast auch du oft die Tendenz, in solchen Verhaltens-Schleifen hängen zu bleiben?

Und dir damit selbst – wobei auch immer – im Weg zu stehen?

Ändert die Tatsache, dass du aus einem Fehler gelernt und ihn so zu einer wertvollen Erfahrung gemacht hast, auch nicht viel an deiner schwelenden Unzufriedenheit?

Im Grunde ist all das nicht schlimm, wenn du es erkennst und zukünftig deinen inneren Saboteur meisterst – wir kommen darauf zurück.

Wenn du dich bei einer solchen Selbst-Sabotage ertappst, steige einfach aus dir heraus und sieh dir selbst aus einer Beobachter-Position über die Schulter – und wenn es dir möglich ist, lache!

Sehen wir uns zur Verdeutlichung ein Beispiel an:

Nehmen wir an, du hast schon allerlei Diäten probiert; und obwohl dir die tollsten Ergebnisse versprochen wurden, hat nichts davon wirklich funktioniert – im Gegenteil: du hast (vielleicht sogar mehrmals) den klassischen Jo-Jo-Effekt erlebt.

Die erste Reaktion ist wohl, dich zu ärgern – über die „guten Verkäufer“, die dir etwas aufgeschwatzt haben und von denen du dich übers Ohr gehaut fühlst; aber parallel dazu auch noch über dich selbst – was besonders fatal ist, weil du damit den doppelten Schaden hast: du ärgerst dich UND bist auch noch Zielscheibe deines Ärgers.

Diese erste Reaktion mag zwar verständlich sein, ist aber um nichts sinnvoller – einerseits weil sie dich Stresshormone ausschütten lässt; andererseits weil sie dich für zukünftige Versuche demotiviert.

Immerhin könnte es ja sein, dass du eines Tages doch eine Empfehlung entdeckst, die für dich genau richtig ist, dir also tatsächlich hilft, dein Wunschgewicht zu erlangen – aber das versäumst du, wenn du aufgrund früherer Enttäuschungen gar nicht mehr bereit bist, etwas Neues auszuprobieren.

Sei also froh über alle Fehl-Versuche, die dir zeigen, welcher Empfehlung du sicher nicht mehr nachzukommen brauchst.

Solche Empfehlungen müssen übrigens gar nicht unbedingt betrügerisch sein, denn alles, was es gibt, kann für irgendjemand wirksam sein – muss es aber nicht unbedingt für dich.

Daher gilt es im Grunde, den Tipp zu finden, der dir hilft – und das kann etwas sein, was für kaum jemand anderen funktioniert, dich aber sicher an dein Ziel bringt.

Daher solltest du meiner Ansicht nach offen bleiben und dich in Empfehlungen, die auf dich zukommen, einfühlen und deine Intuition entscheiden lassen, ob du den jeweiligen Tipp ausprobieren möchtest oder nicht. Und wenn er sich für dich als nicht zielführend erweist, dann sei froh, diese Möglichkeit ausschließen zu können!

Dazu gilt es jedoch, deine Unzufriedenheit loszulassen und dir die berechtigte und längst fällige Zufriedenheit mit deinem bisherigen Handeln – dessen Wert du mit etwas Abstand durchaus erkennen kannst – zu gönnen!

Jene Ergebnisse jedoch, die du auch aus heutiger Sicht noch nicht als sinnvoll empfinden kannst, denen du auch aus etwas mehr Distanz noch nicht allzu viel Positives abgewinnen kannst, solltest du dir zumindest nachsehen – so wie du solche Fehl-Versuche und Irrtümer anderen vermutlich längst vergeben hättest, nicht wahr?

Erinnere dich dazu vor allem an die Tatsache, dass du damals garantiert nicht absichtlich falsch reagiert hast, sondern in der ehrlichen Überzeugung, richtig zu handeln.

Also was macht es für einen Sinn, dir etwas vorzuwerfen, was im besten Wissen und Gewissen geschehen ist?

Und was darüber hinaus auch nicht mehr zu ändern ist?

Erkennst du die destruktive, ja geradezu masochistische Tendenz, dein Versagen immer wieder hochzuspielen?

Und nimm dir vor, aus diesem Fehl-Versuch zu lernen; denn damit wandelst du ihn in eine letztlich doch wertvolle Erfahrung um, die du so nicht mehr zu machen brauchst – und hast du hier eine Weiterentwicklung erfahren, zu der es nicht gekommen wäre, hättest du damals bereits „richtig" gehandelt.

Und vielleicht erkennst du bei näherem Hinsehen sogar, dass all das scheinbar falsch Gelaufene gar nicht so falsch war – vielleicht war nur noch nicht der richtige Zeitpunkt dafür.

Wenn dem so ist, dann nimm all das bitte nicht als selbstverständlich, sondern feiere diese Tatsache als die Befreiung, die sie darstellt!

Befreiung aus Schuldgefühlen

Schuldgefühle sind fatale Energieräuber, daher gilt es, uns ihrer zu entledigen, ehe wir ein neues Projekt – wie etwa unser Wunschgewicht – in Angriff nehmen.

Kannst du Schuldgefühle in dir erkennen, weil es dir bisher nicht gelungen ist, dein Wunschgewicht zu erreichen?

Oder zumindest nicht nachhaltig, weil du immer wieder in deine alten Verhaltensmuster zurückgefallen bist?

Dann fühle einmal, wo du diese Schuldgefühle in dir wahrnehmen kannst:

Wo in deinem Körper kannst du sie also orten?

- ***An einer bestimmten Stelle konzentriert wie ein Knoten im Magen, ein Stein am Herzen, ein dunkler Fleck im Kopf oder ein Felsbrocken im Bauch?***
- ***Oder über den ganzen Körper verteilt wie ein Panzer, eine eiserne Jungfrau oder eine zu eng gewordene abgestorbene Haut?***
- ***Oder nimmst du deine Gewissensbisse außerhalb deines Körpers wahr – etwa wie eine Faust im Nacken, eine dunkle Wolke, die über dir schwebt, oder auch ein Damoklesschwert?***

Welches Symbol erscheint dir passend?

Und wie genau fühlen sich deine Schuldgefühle an?

Welche Temperatur haben sie?

Welche Konsistenz?

Welche Oberfläche?

Welche Farbe haben deine Schuldgefühle?

Und welche Form?

Kannst du einen Geruch damit assoziieren?

Oder einen Geschmack?

Wie klingen sie?

Was sagst du dir, wenn du unter Schuldgefühlen leidest?

Welche Persönlichkeitsanteile melden sich dann besonders lautstark zu Wort?

Und wie gehst du dann mit anderen um?

Vielleicht fragst du dich jetzt, was diese Fragen für einen Sinn haben sollen; aber es ist nun einmal so, dass wir uns umso besser gegen unseren Feind wehren können, je besser wir ihn kennen – lerne daher deine Schuldgefühle genau kennen, um sie nachhaltig entsorgen zu können!

- **Dazu könntest du dir beispielsweise vorstellen, sie aus dir heraus zu atmen:** spüre – und sieh es deutlich vor deinem geistigen Auge –, wie bei jedem Ausatmen mehr und mehr von diesem dunklen, schweren negativen Gefühl aus dir heraus fließt ... und wie stattdessen helle Leichtigkeit die frei werdenden Räume erfüllt.
- **Oder du lässt dir vom Element Feuer helfen, deine Schuldgefühle zu entsorgen:** übergib sie den Flammen und lasse sie einfach verbrennen – in einem Lagerfeuer, im offenen Kamin, in der Flamme einer Kerze oder auch in der glühenden Lava eines Vulkans...
- **Oder stell dir vor, der Wind bläst deine Schuldgefühle aus dir heraus:** sieh und spüre dich

auf einer Bergspitze stehen und erlaube dem Wind, dich von all dem Belastenden zu befreien...

- **Oder erlaube dem Element Wasser, deine Schuldgefühle aus dir heraus zu waschen:** bade im Meer oder stelle dich unter einen Wasserfall; aber auch deine tägliche Guten-Morgen-Dusche kann dir bei dieser Befreiungsaktion gute Dienste leisten...
- **Oder übergib sie dem Element Erde:** grabe deine Schuldgefühle ein...

All das kannst du sowohl real erleben oder auch in deiner Vorstellung – für dein Gehirn ist das gleichgültig:

Wenn du es **in der Realität zelebrieren** möchtest – womit du vor allem deinem inneren Kind Freude machen kannst –, dann schreibe deine Gewissensbisse auf ein Blatt Papier und übergib dieses den Flammen, dem Wind, dem Wasser oder der Erde!

Aber es **reicht auch die bloße Vorstellung** – und dieses virtuelle Befreiungsritual wird umso wirkungsvoller sein:

- je **intensiver** du dabei das Feuer prasseln hörst, die Wärme spürst, den Rauch riechen und die Flammen züngeln siehst;
- je **deutlicher** du das Wasser plätschern, rauschen oder strömen hörst und seinen Duft riechen kannst;
- je **klarer** du den Wind brausen und säuseln hörst, aber auch auf deiner Haut spürst und seinen Geruch wahrnehmen kannst;
- je **aromatischer** du den Duft der Erde wahrnehmen und deine Hände in ihre Kühle eintauchen spüren kannst...

Achte bei diesem Ritual darauf, mit welcher Begeisterung dein inneres Kind mitspielt – sowohl im realen Zelebrieren, als auch in der bloßen Vorstellung!

Befreie dich von diesen dich krank machenden und in deinem Potenzial einschränkenden Energieräubern und gewinne deine Macht wieder zurück, um dich dann entspannt deinem Wunschgewicht widmen zu können!

Diese Befreiungs-Rituale kannst du übrigens auch für andere negative Emotionen oder Glaubenssätze nützen.

Wandle deinen inneren Kritiker um!

Ähnlich energieraubend wie unsere Schuldgefühle wirkt sich die Tendenz unseres inneren Kritikers aus, uns ständig niederzumachen.

Gehörst du auch zu jenen Menschen, die sehr – vielleicht allzu – selbstkritisch sind und oft mit sich selbst noch um vieles strenger umgehen als mit anderen?

Dann gilt es, deinen inneren Kritiker in einen aufbauenden inneren Coach umzuwandeln; denn diese Neigung setzt dich massiv unter Stress – und was passiert, wenn Stresshormone deinen Körper (vor allem auch dein Gehirn) durchfluten, weißt du ja bereits.

Hast du dir schon einmal überlegt, warum du so überaus streng mit dir selbst umgehst?

Warum du dich so grausam kritisierst?

Ist es nicht vielleicht, um jegliche Kritik, die von außen auf dich zukommen könnte, möglichst vorwegzunehmen?

Indem du dir all das, was dir andere sagen könnten, selbst an den Kopf wirfst, versuchst du, den Stress zu vermeiden, den Kritik generell auslöst.

Aber das funktioniert nicht; denn einerseits kämen andere meist gar nicht auf die Idee, dir solch grausame Dinge an den Kopf zu werfen. So schießt du mit dieser Vorwegnahme weit über das Ziel hinaus, weil du Kritik vorwegnimmst, die dir gar nie zugekommen wäre.

Und andererseits ersparst du dir damit nichts, denn Kritik erzeugt immer Stress, woher auch immer sie kommt – also auch deine Selbstkritik; und diese wirkt doppelt fatal, weil du nicht nur kritisierst – was dich in einen Nein-zu-mir-Zustand versetzt –, sondern darüber hinaus auch noch Opfer deiner Kritik wirst. Womit du vor allem dein inneres Kind verletzt.

Und diese Tatsache beruht darauf, dass jegliche Kritik uralte Ängste aktiviert.

Denn als Mensch wurdest du in einem Entwicklungs-Stadium geboren, in dem du allein noch nicht lebensfähig warst; so warst du von der Liebe jener Menschen abhängig, die für dich sorgen mussten.

Und wenn du in diesem frühen Stadium mit deinem Verhalten Kritik geerntet hast, hat dich dies massiv unter Stress gesetzt; weil du es automatisch mit der Gefahr verbunden hast, verlassen zu werden – und damit dem Tod geweiht zu sein.

All dies ist natürlich unbewusst passiert, aber damit um nichts weniger wirksam; also hast du gelernt, dich den Erwartungen, die deine Eltern oder andere dich versorgende Menschen an dich hatten, möglichst weitgehend anzupassen.

Ist dir dies jedoch nicht gelungen, sodass du mit Kritik, Entzug von Zuneigung, Zurückweisung oder Strafe konfrontiert wurdest, kam tief in dir Panik auf.

Und genau diese Panik löst jegliche Kritik auch heute noch in dir aus – obwohl du im Erwachsenenalter ja nicht mehr von der Liebe anderer abhängig bist; sondern durchaus fähig, dich selbst zu versorgen, zu füttern, zu wärmen und zu schützen.

Dennoch trägst du immer noch dieses längst überholte Überlebensmuster in dir, das dich jegliche Kritik mit der Gefahr für dein Überleben verbinden und dementsprechend Stresshormone ausschütten lässt.

Erinnere dich an die Selbst-Wahrnehmung, die ich dir bereits empfohlen habe:

Beobachte dich einmal unvoreingenommen, wenn du Kritik erfährst – spüre in dich hinein und wende gerade auch hier diese Wahrnehmungsübung an: achte auf all die Verspannungen in deinem Körper als Ausdruck von Stress!

Aufgrund dieser frühen Erfahrungen ist in vielen von uns die Tendenz entstanden, jegliche potenzielle Kritik von außen – wie in einer Art vorauseilendem Gehorsam – vorwegzunehmen; in der irrtümlichen Annahme, eigene Kritik wäre nicht so schlimm.

Bewusstseinsforscher haben herausgefunden, dass wir tagtäglich weit über 50.000 Mal mit uns selbst sprechen.

Hast du dir schon einmal – nur für eine Weile – selbst bei deinem inneren Dialog zugehört?

Dann hast du vermutlich erkannt, dass diese Selbstgespräche oft ziemlich negativ, destruktiv und verletzend sind – und dies vor allem in stressigen Situationen, was sie noch fataler macht, weil wir dann noch verletzlicher sind.

Frage dich einmal ehrlich, ob du noch viele Freunde hättest, wenn du mit anderen ebenso lieblos umgehen würdest, wie du es ohne mit der Wimper zu zucken mit dir selbst tust!

Keinem anderen Menschen würdest du so etwas vermutlich antun – und niemand außer dir würde sich das wohl gefallen lassen.

Aber Vorsicht – hier lauert die nächste Falle!

Wenn du dich dabei ertappst, dich selbst lieblos und schlecht behandelt zu haben, ist der nächste Impuls oft, dich dafür zu kritisieren, dass du dich allzu grausam bewertet hast – und damit beißt sich dann die Katze in den Schwanz …

Erinnere dich bitte an die zwei Möglichkeiten, unseren Weg zu gehen: weg von dem, was wir nicht mehr wollen – und damit die Aufmerksamkeit genau dorthin zu richten; oder aber unsere Aufmerksamkeit dort zu fokussieren, wo wir stattdessen hin wollen.

Im ersten Schritt ist es also wichtig, zu erkennen, dass dein Umgang mit dir selbst nicht gerade pfleglich ist – damit hast du dein A gefunden, was du in Zukunft nicht mehr möchtest.

Im nächsten Schritt gilt es, herauszufinden, wie du dich lieber behandeln möchtest – das ist in diesem Fall dein B; und ein gutes Kriterium dafür wäre zum Beispiel:

„Ich behandle mich so, als wäre ich ganz besonders wertvoll."

Was ja die Wahrheit ist.

Und wenn sich Selbst-Liebe, Selbst-Wertschätzung, Selbst-Achtung für dich merkwürdig anfühlen, dann tu einfach so, als hättest du dich lieb ☺!

Du bist es wert!

Oder bist du da anderer Ansicht?

Wenn dem so ist und du dich wertlos fühlst, dann frage ich dich:

Gibt es in deinem Umfeld – privat oder beruflich – Menschen, die dich sehr wohl als wertvoll erachten; obwohl du selbst dich ganz und gar nicht so fühlst?

Menschen, die dich wertschätzen, achten, ja sogar lieben, obwohl du all das deiner Ansicht nach ganz und gar nicht verdient hast?

Hast du tatsächlich den Eindruck, all diese Personen seien etwa blöd oder verblendet oder sonst wie in ihrer Wahrnehmung eingeschränkt ☺?

Also erlaube anderen, dich von deinem Wert zu überzeugen; wenn es dir schon selbst nicht gelingt ☺!

Und wenn dir dies gelungen ist und du nun der Meinung bist, du hättest sehr wohl einen liebevollen Umgang mit dir selbst verdient, dann **funktioniere deinen inneren Kritiker zu deinem inneren Coach um**!

Dazu ist es erst einmal wichtig, dich zu fragen, was du vor allem in stressigen Situationen – etwa wenn dich dein Gewicht gerade besonders stört – zu dir selbst sagst.

Denn was du bei diesem – in diesem Fall durchaus sinnvollen – „Lauschangriff" zu hören bekommst, sind vermutlich lauter negative Glaubenssätze, die du über dich selbst hast; und die du zumeist ohne sie zu hinterfragen von irgendjemand anderem übernommen hast.

Frage dich erst einmal, ob das, was du da behauptest, überhaupt stimmt und der Wahrheit entspricht – denn meist ist dem nicht so; allein diese Klärung kann schon ein Lächeln auslösen.

„Ich bin am Ende, ich kann nicht mehr!" beispielsweise stimmt einfach nicht; denn in Wahrheit hast du praktisch immer noch Kraftreserven. Aber dieser Satz wirkt absolut destruktiv, weil dein Unterbewusstsein das, was du sagst (auch und vor allem dir selbst), wörtlich nimmt.

Dann frage dich, in welcher Art und Weise diese negativen Überzeugungen dich einschränken, begrenzen und klein machen – und du wirst sehen, das tun sie.

Der nächste Schritt wäre dann, dich zu fragen:

„Wie möchte ich stattdessen handeln, fühlen und reagieren?"

„Und was wird mit dann, wenn ich diese einschränkenden Glaubenssätze in konstruktive, motivierende Überzeugungen umgepolt habe, alles möglich?"

Zu diesem Zweck formuliere diese meist immer wiederkehrenden Sätze um und finde dafür Formulierungen, die aufbauend sind; dabei aber sehr wohl der Wahrheit entsprechen!

Es macht nicht viel Sinn, irgendwelche Dinge zu behaupten, die dein Unterbewusstsein als Unwahrheit erkennt – dein Unterbewusstsein ist naiv aber nicht blöd.

Finde also jeweils einen Satz, mit dem du dich wirklich voll und ganz identifizieren kannst, der aber dennoch motivierend wirkt; und dann wiederhole diesen neuen, **aufbauenden** und vor allem **emotional nährenden Satz** immer wieder – am besten laut und deutlich, damit du ihn auch selbst hörst.

Immerhin hast du dir all die negativen und destruktiven Überzeugungen ja auch immer und immer wieder an den Kopf geworfen – und wurdest teilweise auch von anderen damit indoktriniert.

Und wenn du dir noch etwas besonders Gutes tun möchtest, dann **schau dir während dieser Bestätigungen in die Augen**, während du dich im **Spiegel** betrachtest: versichere dir die neue konstruktive Botschaft ehrlich, mit Überzeugung und aus tiefstem Herzen!

Auch wenn du dir dabei anfangs ziemlich merkwürdig vorkommst, wird die Wirkung nicht lange auf sich warten lassen.

Natürlich musst du dir das positive Pendant nicht ebenso oft sagen, wie du das negative gehört hast – von dir selbst oder von anderen –, um hier einen Ausgleich zu schaffen. Aber ein Weilchen mag es schon dauern, um die ersten Effekte zu sehen.

Schon Goethe wusste, dass wir das Wahre immer wieder wiederholen müssen, weil auch das Falsche von verschiedenen Seiten immer wieder wiederholt wird.

Die subtile Kraft wiederholter Autosuggestionen kann deinen kritischen Verstand überwinden, wenn du dir diese Sätze mit „**eingeschaltetem Gehirn**“, also unter der Einwirkung deiner **Glückshormone**, mit gut durchbluteter Hirnrinde und den entsprechenden positiven Emotionen glaubhaft versicherst – denn **wichtig ist die innere Kongruenz**.

Wenn du dir sagst „*Ich liebe mich bedingungslos*“, währenddessen jedoch fühlst „*Was bin ich doch für ein Versager*“ und dich dabei elendiglich fühlst, dann wird dieses Gefühl stärker wirken als deine Worte.

Worte sind tatsächlich sehr **machtvoll**, aber sie sind es nur dann, wenn sie **authentisch** und **energetisch mit dem entsprechenden Gefühl aufgeladen** sind – wenn du also **innerlich kongruent** und im Einklang mit dir selbst bist.

Wenn du innerlich gespalten bist, wird unweigerlich das **Gefühlte über das Gesagte siegen**, denn die Energie unserer Gefühle ist einfach stärker wirksam und strahlt weiter aus.

Daher finde ich es generell klüger, solche Sätze als Fragen zu formulieren. Ich bezeichne diese als „Affragen“ und möchte sie dir im nächsten Kapitel ans Herz legen.

Spiele mit Affragen!

Mit diesem Begriff bezeichne ich meine hirngerechtere Version von Affirmationen, die meiner Erfahrung nach viel besser funktionieren als klassische Behauptungen; mit denen nicht nur ich vergeblich versucht habe, mein Unterbewusstsein neu zu programmieren.

Affragen sind im Prinzip prozess-orientierte Fragen, bei denen es weniger auf die verbale Antwort ankommt, als auf die mentalen und emotionalen Prozesse, die sie in uns auslösen. Und da wir diese spezielle Art von Fragen – prozess-orientierte Fragen – auch ähnlich verwenden können wie Affirmationen, habe ich dafür den Begriff „Affragen" geprägt.

Klassische Affirmationen behaupten ja etwas, was wir gerne hätten oder wären, jedoch noch nicht haben oder sind – sie sagen genau genommen also die Unwahrheit.

Ich weiß nicht, welche Erfahrungen du damit gesammelt hast – meine Versuche, damit mein Leben zum Besseren zu verändern, waren jedenfalls vergebens. Und je mehr Menschen ich gefragt habe, wie es ihnen damit geht, umso mehr ähnliche Erfahrungen wurden mir berichtet.

Wenn klassische Affirmationen für dich funktionieren, dann bleibe dabei! Aber wenn dies nicht der Fall ist, dann empfehle ich dir, einmal mit Affragen zu spielen – vielleicht den hier angebotenen; vor allem aber auch mit deinen eigenen, zu denen dich meine Beispiele hoffentlich inspirieren werden.

Natürlich spricht auch nichts dagegen, mein Angebot anzunehmen und eine Weile damit zu spielen, obwohl du eigentlich den Eindruck hattest, Affirmationen hätten Positives bewirkt – das Bessere ist oft der Feind des Guten ☺…

Und wer weiß, vielleicht bewirken Affragen ja noch weit mehr?

Erklärlich wäre es, wie du gleich sehen wirst.

Hirnphysiologische Erklärung der Affragen

Als ursprünglich ausgebildete Medizinerin suche ich immer nach Erklärungen für das, was vor allem auf Hirnebene in und mit mir passiert – oder auch nicht passiert. Daher habe ich mich immer wieder gefragt, warum Affirmationen bei mir (trotz phasenweise wirklich konsequenter Anwendung) keinen bleibenden Effekt haben.

Im Zentrum unseres Gehirns haben wir einen entwicklungsgeschichtlich sehr alten Teil: unser Höhlenmenschengehirn, in dem sich auch unser Überlebenszentrum befindet. Dieses reagiert sofort mit Ablehnung auf alles Neue, weil ihm dies Angst macht – und Angst ist (neben Schmerz und Angst vor Schmerz) ein Kriterium für das, was unbedingt vermieden werden soll, um unser Überleben zu sichern.

Das mag für unsere frühen Vorfahren durchaus sinnvoll gewesen sein; aber für uns ist diese Angst vor Neuem alles andere als sinnvoll. Denn gerade unsere Zeitepoche verlangt gesunde Flexibilität und möglichst entspannte Offenheit für Neues, Neuartiges und Anderes.

Dennoch bestimmt die Angst vor Neuem unser Leben, wenn wir unter Stress stehen. Und dies führt zu einem Teufelskreis; denn **Neues setzt uns unter Stress und Stress lässt uns Neues ablehnen** – hindert unser Leben aber nicht daran, uns ständig mit Neuem zu konfrontieren…

Daraus erklärt sich für mich eigentlich recht logisch, warum klassische Affirmationen – zumindest für sehr viele Menschen – gar nicht funktionieren können. Sehr wohl funktionieren aber jene prozess-orientierten Fragen, wie du bald anhand einiger Beispiele, die ich dir hier zeige, erleben wirst.

Viele weitere findest du in meinem E-Book „Das Affragen-Orakel“, das ich geschrieben habe, um jene, die ähnliche Erfahrungen gemacht haben wie ich, in ihrer Bewusstseinserweiterung und Persönlichkeitsentwicklung zu begleiten.

Fragen empfindet unser Überlebenszentrum nicht als bedrohlich und sieht daher keine Veranlassung, uns panisch auf Kampf oder Flucht vorzubereiten. Daher versetzt uns das Spiel mit – wohlgemerkt positiv formulierten – Fragen auch nicht in Stress und die daraus folgende überspannte Vermeidungshaltung.

Wer jedoch sehr wohl auf Affragen anspricht – und zwar sehr positiv –, ist unser entwicklungsgeschichtlich jüngster Hirnteil: unsere Gehirnrinde: Diese reagiert auf prozess-orientierte Fragen wie ein junger Hund, dem man einen Ball hinwirft: sie stürzt sich darauf, um damit zu spielen, sich Gedanken zu machen, zu reflektieren, sich also in entsprechenden Gedankenassoziationen zu ergehen.

Damit setzen **Affragen** einen **intensiven Denkprozess** in Gang, bei dem wir uns – teils bewusst, teils aber auch gar nicht mehr bewusst – genau mit dem befassen, was unsere **konstruktiv** formulierte Frage anspricht.

Bei Behauptungen wie den klassischen Affirmationen erkennt unser Überlebenszentrum jedoch offenbar die Unwahrheit, wittert aufgrund der inneren Diskrepanz sofort Gefahr und versetzt uns in eine gespannte Abwehrhaltung; in der unsere Gehirnrinde durch mangelnde Durchblutung nicht mehr funktionsfähig ist.

Also haben wir genau jene geistigen Ressourcen nicht mehr zugänglich, die wir bräuchten, um all die Stressoren zu meistern, mit denen wir heutzutage zu tun haben.

Der Stress, den das Aussprechen einer Unwahrheit in unserem System auslöst, lässt sich übrigens ganz leicht auch mithilfe der kinesiologischen Muskeltestung erkennen: Während du lügst, testet dein ehrlicher Muskel schwach, auch wenn dir gar nicht unbedingt bewusst ist, dass du gerade gestresst bist.

Wir alle haben wohl schon die durch Stress bedingte Ausschaltung unserer Gehirnrinde erfahren, wenn wir etwa während einer Prüfung oder einem Vorstellungsgespräch ein Blackout hatten – obwohl wir wirklich unseren Stoff gelernt haben und uns das geforderte Wissen eigentlich zur Verfügung stehen hätte müssen.

Aber all das angesammelte Wissen ist in unserer Gehirnrinde gespeichert und damit unter Prüfungs-Stress nicht zugänglich – pointiert formuliert könnten wir also sagen: **Stress macht blöd**.

Und seit mir das klar ist, achte ich tunlichst darauf, Stress vor allem in anspruchsvollen Lebenssituationen zu vermeiden. Daher habe ich auch die immer wieder erfolglos versuchten Affirmationen, die mein Überlebenszentrum offenbar ganz und gar nicht schätzt, vor längerem durch die für mich viel wirksameren Affragen ersetzt.

Stelle dich vor den Spiegel (was ja gern empfohlen wird) und versichere dir Auge in Auge selbst, wie erfolgreich du bist, wiewohl dich deine hochwirksame Selbstsabotage gekonnt daran hindert – prompt wird sich eine Stimme in deinem Inneren melden, die dich mit mehr oder weniger drastischen Worten eines Besseren belehrt.

Diese Stimme kannst du deinem inneren Saboteur, deinem inneren Kritiker, deinem inneren Antreiber, deinem Eltern-Ich oder wem auch immer zuordnen.

Aber was geschieht, wenn du dir diese Frage stellst?

„Warum bin ich so erfolgreich?“

Dann kümmert sich dein Selbstverhinderer nicht weiter darum – offenbar nimmt er dich bei solchen Fragen nicht wirklich ernst. Also spring dein Überlebenszentrum nicht an, du gerätst nicht in Stress, schüttest daher keine Stresshormone aus; ergo bleibt deine Hirnrinde voll funktionsfähig, widmet sich mit Begeisterung deiner Affrage und macht sich voll kindlichem Eifer daran, möglichst viele Antworten auf diese Fragen zu suchen – und wird diese wohl auch finden.

Und du wirst unwillkürlich schmunzeln – versuche es einfach einmal!

Das beobachte ich seit längerem mit Freude nicht nur bei mir selbst, sondern auch bei all jenen, denen ich das Spiel mit Affragen als Ersatz für die auch sie frustrierenden klassischen Affirmationen ans Herz gelegt habe.

In positiver Formulierung lassen uns diese offenen Fragen nicht nur entspannt bleiben, sondern rufen darüber hinaus auch noch unser inneres Kind auf den Plan – glaube mir, auch dein inneres Kind wird freudig anspringen, weil es Fragen mag; ebenso wie es Rätsel liebt.

Und dein Überlebenszentrum lässt dich unbeeindruckt gewähren; weil Fragen offenbar nicht zum bedrohlichen Stressrepertoire der Höhlenmenschen gehört haben.

Bei negativ formulierten Fragen ist dies natürlich anders; und oft bombardieren wir uns in unseren ständig ablaufenden inneren Dialogen genau damit:

Warum habe ich schon wieder zugenommen?

Warum habe ich schon wieder zu viel gegessen?

Warum habe ich schon wieder vergessen zu essen?

Oder zu wenig gegessen?

Warum konnte ich schon wieder nicht dieser Verlockung widerstehen?

Warum konnte ich schon wieder nicht „nein" sagen?

Warum habe ich schon wieder versagt?

Warum bin ich so undiszipliniert?

Warum kann ich das, was ich mir versprochen habe, nicht halten?

Warum kann ich mich nicht beherrschen?

Warum bin ich so dick (oder dünn)?

Warum schaffe ich es nicht, endlich abzunehmen (oder zuzunehmen)?

Und so weiter und so fort...

Vielleicht möchtest du an dieser Stelle einmal selbst tief in dich hinein horchen und deinen ganz persönlichen negativen Affirmationsfragen auf die Spur kommen.

Diese signalisieren praktisch immer eine Abwertung, eine Zurückweisung, eine Maßregelung, eine Kritik, eine Diskriminierung oder ein Kleinmachen – und dass dabei dein Überlebenszentrum anspringt und in Panik gerät, wird dich wohl nicht weiter wundern.

Wenn du übrigens tatsächlich vor einem Spiegel mit Ihren Affragen spielst, wirst du unwillkürlich lächeln müssen – das ist zwar meist auch ohne Spiegel der Fall, nur mag es dir dann vielleicht nicht so auffallen.

Und dieses Lächeln wird – anders als in der Anwendung klassischer Affirmationen, die dir bestenfalls ein peinlich berührtes Lächeln entlocken – ein wirklich amüsiertes sein; zumindest ist das meine regelmäßige Erfahrung.

Und das so ausgelöste **Lächeln** (manchmal sogar Lachen) wird sich durch die Spiegelung noch **verstärken** – du weißt ja, wie ansteckend Lachen oder Lächeln ist; und das ist es über deine Spiegelneuronen auch im Spiegel.

Damit schüttest du über einen physiologischen Regelkreis weitere **Glückshormone** aus, was deine Hirnrinde weiter aktiviert, was dich noch mehr wertvolle Antworten finden lässt, was dein Lächeln oder Lachen unweigerlich weiter verstärken wird, was deinen Endorphin-Spiegel noch weiter erhöht...

Und damit kommt ein nicht nur deine Gesundheit und dein Wohlbefinden, sondern auch deine Produktivität, deine Kreativität und damit die Entfaltung deines Potenzials in höchstem Maße fördernder **Engelskreis** in Gang.

Darüber hinaus lösen auch all die **aufbauenden Gedankenassoziationen**, mit denen du dich als Reaktion auf deine Affrage geistig befasst, positive Emotionen in dir aus – je mehr du in Resonanz zum entsprechenden Thema schwingst, umso intensiver.

Und weil dich dieses Spiel in eine **positive Gestimmtheit** versetzt, welche du wiederum **über dein Herzfeld ausstrahlst**, wirst du nach dem **Gesetz der Resonanz** magnetisch für genau das, was in Resonanz mit diesen aufbauenden Gedanken und positiven Emotionen schwingt – und dich in deinem Vorhaben, dein Wunschgewicht zu erreichen und aufrechtzuerhalten bestärkt, aber auch weiter unterstützt.

Alles, was dir beispielsweise auf die Frage:

„Warum bin ich auf meinem Weg zu meinem Wunschgewicht so erfolgreich?“ mit einem breiten Lächeln einfällt – und seien dies auch bloß scheinbar ganz kleine Erfolge –, wird dein Gefühl, erfolgreich zu sein, immer weiter hochfahren.

Und je intensiver dieses Gefühl wird – und damit über dein Herzfeld weithin wahrnehmbar positiv ausstrahlt! –, umso mehr Bestätigung wirst du auch von außen bekommen; und umso mehr weitere Argumente werden dir einfallen, die dich noch mehr darin bestätigen, dass du tatsächlich erfolgreich bist – und zwar nicht nur in Bezug auf dein Gewicht, sondern ganz generell in deinem Leben.

So kommt ein sich selbst verstärkender, sehr förderlicher Prozess in Gang, der dir letztlich auch helfen wird, tatsächlich erfolgreicher zu werden.

Daher funktionieren prozess-orientierte Fragen und daher funktioniert das, was ich als Affragen bezeichne!

In diesem Begriff schwingt übrigens bewusst auch das Wort „Affe" mit; und du kennst sicher die Bezeichnung „Monkey Mind", die Yogis unserem nicht enden wollenden Denken zuordnen; ähnlich einem Baum voller schnatternder Affen, die hektisch hin und her, auf und ab springen und niemals Ruhe geben.

Ist dir auch schon einmal aufgefallen, wie ungemein schwierig es ist, dieses hektische „Affentheater" zum Schweigen zu bringen, um in Ruhe zu meditieren?

Wenn wir mit Affragen spielen, bekommt unser quirliger „Affengeist" genau das Futter, auf das er so gierig ist; allerdings in positiver, heilsamer, konstruktiver, wertvoller, aufbauender und unser Bewusstsein erweiternder Ausprägung.

Damit ergeht sich unser „Denkeln" (wie ich das auch gern nenne) nicht wie sonst in negativen Assoziationen, sondern bleibt, angeregt durch die Affrage, dort fokussiert, wo es heilsam wirkt für unsere Entwicklung, unsere Gesundheit, unsere Produktivität und unser ganzes Leben – und natürlich auch für das Erreichen jeglichen Zieles wie unser Wunschgewicht.

Unser Gehirn ist – das wissen wir ja mittlerweile – ein extrem plastisches Organ; und in der konsequenten und stressfreien Beschäftigung mit beglückenden und aufbauenden Gedanken verstärken wir über eine Vermehrung der Synapsen die entsprechenden Hirnbahnen.

Somit **verändert sich nach und nach auch unser gewohntes Denken** in konstruktiver und liebevoller Richtung – sofern unser Homo Sapiens Sapiens Gehirn dabei eingeschaltet ist.

Lass dich von den Affragen, die ich dir hier als Beispiel anbiete, inspirieren, um deine eigenen zu finden!

Wie du siehst, empfehle ich dir, auch die Antworten als Frage zu formulieren – ich bezeichne diese als „Frantworten" –, denn sonst hat dein Überlebenszentrum wieder Grund, in Panik zu geraten, weil es eine Unwahrheit wittert. Wie gesagt: Fragen dürfen sein.

Behaupte nicht: *„Ich bin schlank!"*, wenn es nicht stimmt und du dich nicht so fühlst, sondern frage dich lieber:

„Wäre es nicht schön, schlank zu sein?"

„Wie sieht mein Körper aus, wenn er schlank ist?"

„Wie fühlt sich mein schlanker Körper an?"

Oder, wenn du lieber zunehmen möchtest:

„Wäre es nicht schön, etwas runder zu sein?"

„Wie sieht mein Körper mit weiblichen Formen aus?"

„Wie fühlt sich mein wohlgerundeter Körper an?"

Du wirst sehen, dein angeregtes Gehirn wird dir allerlei Gründe dafür vor Augen führen, weil es einfach den Ehrgeiz hat, dir Antworten auf deine Frage zu liefern.

Behaupte nicht: *„Ich bin erfolgreich!“*, wenn sich das nicht stimmig anfühlt, sondern frage dich lieber:

„Warum fühle ich mich in Bezug auf mein Gewicht erfolgreich?“

Und sei gespannt auf die Frantworten, die dir dein Gehirn bietet!

„Vielleicht weil ich dieses Buch lese?“

„Vielleicht weil ich bereit bin, etwas für meinen Körper zu tun?“

„Vielleicht weil ich dabei bin, eine neue Einstellung zu meinem Körper zu gewinnen?“

Was und wie du denkst, ist in jedem Augenblick deines Lebens deine Entscheidung – also wähle konstruktive Gedanken!

Behaupte nicht: *„Ich bin ein Geschenk für diese Welt!“*, es sei denn während des Klopfens deiner Energiepunkte während der Anwendung der „EFT“ (die ich dir etwas später ans Herz legen werde) – denn dabei sind auch Behauptungen erlaubt, hinter denen wir nicht ganz stehen können.

Sondern frage dich lieber – am besten angesichts deines Spiegelbildes, damit du dich an deinem Lächeln erfreuen kannst:

„Warum bin ich ein Geschenk für diese Welt?“

Und dann kommt vielleicht etwas wie:

„Vielleicht weil ich so einfühlsam bin?“

„Vielleicht weil ich so vielseitig bin?“

„Vielleicht weil ich so aufmerksam und fürsorglich bin?“

„Vielleicht weil ich stets bereit bin, meine Persönlichkeit weiterzuentwickeln?“

„Vielleicht weil ich sehr vieles zu geben habe?“

„Vielleicht weil es Menschen gibt, die mich als Geschenk empfinden? Die können doch nicht alle Unrecht haben!“

„Vielleicht weil ich dabei bin, mein Ur-Trauma zu heilen?“

„Vielleicht weil ich bereit bin, mein Potenzial zu entfalten?“

Lass deiner Phantasie freien Lauf!

Es mag auch ein schönes Spiel zur guten Nacht sein, dir diese Frage vor dem Einschlafen zu stellen und dann mit all diesen aufbauenden Gedanken ins Land der Träume zu schwingen...

Wenn du unzufrieden bist – beispielsweise mit deinem aktuellen Gewicht – und dir mehr Zufriedenheit mit dir und deinem Leben wünschst, stelle dich bitte nicht mit der Behauptung: *„Ich bin so zufrieden und werde von Tag zu Tag zufriedener!“* vor den Spiegel, wenn das im Moment nicht wahr ist; denn das stresst dein ehrliches Unterbewusstsein, wenn es nicht stimmt!

Sondern frage dich lieber:

„Warum könnte ich heute zufrieden sein?“

„Womit könnte ich heute zufrieden sein?“

Und warte auf die interessanten Einsichten, die dir in den Sinn kommen, wenn deine höheren Hirnzentren aktiv sind!

„Vielleicht weil ich heute etwas weniger gegessen habe als gestern?“

„Vielleicht weil ich heute mein Sportprogramm absolviert habe?“

„Vielleicht weil ich heute freundlich aber bestimmt `nein´ sagen konnte zu einer Einladung zum Essen?“

„Vielleicht weil ich heute einer Verlockung widerstehen konnte?“

„Vielleicht weil ich heute mein Intervallfasten geschafft habe?“

„Vielleicht weil ich heute meinem Heißhunger widerstanden habe?“

„Vielleicht weil ich bereits einige Empfehlungen aus diesem Buch umgesetzt habe?“

Oder in der anderen Richtung:

„Vielleicht weil ich heute etwas mehr gegessen habe als gestern?“

„Vielleicht weil ich heute meinem Appetit nachgekommen bin?“

„Vielleicht weil ich heute mein Sportprogramm in einem vernünftigem Maß gehalten habe?“

„Vielleicht weil ich heute meinem Hunger gefolgt bin und gegessen habe?“

„Vielleicht weil ich heute mein Essen nicht gebrochen habe?“

„Vielleicht weil ich bereits einige Empfehlungen aus diesem Buch umgesetzt habe, um mein Magersucht zu meistern?“

Oder auch allgemeiner:

„Vielleicht weil ich heute Nacht gut geschlafen habe?“

„Vielleicht weil meine Verdauung gut funktioniert?“

„Vielleicht weil ich sehen, hören, riechen und schmecken kann?“

„Vielleicht weil mir jemand ein Lächeln geschenkt – oder mein Lächeln erwidert – hat?“

„Vielleicht weil ich heute ein schönes Kompliment bekommen habe?“

„Vielleicht weil ich heute vieles von dem, was ich mir vorgenommen habe, geschafft habe?“

Ein Thema bei **Gewichtsproblemen** ist das **Gefühl von Unerfülltheit**, die wir **unbewusst versuchen**, mit Gewichtszunahme (oder auch mangelnder Zunahme) zu **kompensieren** – dann gilt es, ein gesundes Gefühl der Erfülltheit zu bekommen.

Dazu behaupte aber bitte nicht: *„Mein Leben ist erfüllt!“*, wenn sich das nicht richtig anfühlt! Sondern frage dich:

„Warum ist mein Leben so erfüllt?“

Und warte auf die Frantworten aus deiner Gehirnrinde:

„Vielleicht weil ich es zu schätzen weiß, dass so viele Menschen etwas von mir wollen?“

„Vielleicht weil ich so viele Interessen und Talente habe?“

„Vielleicht weil mein Leben reich an Erfahrungen ist?“

„Vielleicht weil ich so viel Phantasie habe?“

„Vielleicht weil sich andere durch mich bereichert fühlen?“

„Vielleicht weil meine Zeit nie reicht – ist das nicht ein Indiz für Überfülle an zu Erledigendem ☺?"

Ja, **Humor** ist im **Spiel mit Affragen und Frantworten** nicht nur erlaubt, sondern **hoch willkommen**!

Ich wünsche dir jedenfalls viel Freude mit deinen eigenen Affragen und Erfolg in der Meisterung deines inneren Schweinehundes; der wir uns im nächsten Kapitel intensiver widmen werden!

Meistere deinen inneren Schweinehund!

Hat sich bei der bisherigen Lektüre immer wieder ein mürrischer Persönlichkeitsanteil in dir zu Wort gemeldet?

Und heftig gegen die Umsetzung meiner Empfehlungen protestiert?

So wie er sich gegen alles wehrt, was „zu viel des Guten" wäre?

Weil er Angst hat, dass „die Bäume in den Himmel wachsen"?

Und darüber hinaus bezweifelt, ob du all das, was ich dir an Verbesserung verspreche, auch tatsächlich verdient hast?

Nun, das würde mich nicht wundern; denn wie bereits erwähnt, habe auch ich lange Zeit unter diesem Teil meiner Persönlichkeit gelitten – ehe es mir gelungen ist, ihn zumindest bis zu einem gewissen Grad zu meistern.

Wenn du in einer ähnlichen Lage bist, dann habe ich einen Tipp für dich, der gut in unser Thema passt. Nämlich der Einsatz deiner Kreativität, um dich mit diesem Teil deiner Persönlichkeit zu arrangieren; und ihn letztlich zu meistern.

Ähnlich wie beim Stress gibt es auch hier eine Wechselwirkung, derer du dir bewusst sein solltest, um sie bewusst einzusetzen.

Dein innerer Saboteur hält absolut nichts von deiner Kreativität und hält sie für völlig überflüssig. Klar, er ist ja mit deinem Höhlenmenschen-Gehirn verbunden; und für unseren Vorfahren war Kreativität wohl tatsächlich nicht allzu wichtig.

Aber wir Menschen des 21. Jahrhunderts brauchen unsere schöpferischen Fähigkeiten, weil nur sie uns in die Lage versetzen, unser Potenzial zu entfalten.

So wird dein innerer Schweinehund mit aller Kraft deine Kreativität sabotieren – andererseits hilft dir deine Kreativität, ihn zu meistern.

Ich vergleiche die verschiedenen Persönlichkeitsanteile, aus denen wir uns zusammensetzen, gern mit den Pferden, die eine Kutsche ziehen.

Wenn alle in etwa der gleichen Geschwindigkeit in dieselbe Richtung ziehen, dann geht es ihnen selbst, aber auch der Kutsche und dem Kutscher gut. Aber wenn jedes Pferd in anderer Geschwindigkeit in eine eigene Richtung zieht, wird die Fahrt für alle Beteiligten nicht besonders vergnüglich sein.

Analog dazu sollten wir versuchen, unsere verschiedenen Teilpersönlichkeiten möglichst in eine Richtung auszurichten – sinnvollerweise in Richtung unserer Wunscherfüllung. Und weil mir Wertschätzung generell wichtig ist, wurde mir bald klar, dass ich all meinen Persönlichkeitsanteilen Wertschätzung entgegenbringen sollte; auch jenen, die mir mein Leben nicht gerade leichter machen – so auch meinem Schweinehund.

Denn mir war klar, dass er erst dann bereit wäre, mit mir in Verhandlung zu treten, wenn ich ihm mit der nötigen Wertschätzung entgegenkomme. Was ja leicht nachvollziehbar ist, weil er sich – so wie jedes Gegenüber – Respekt wünscht.

Also habe ich im „Dialog der Hände“ höflich mit ihm Kontakt aufgenommen und ihn zuerst gefragt, mit welchem Namen er angesprochen werden möchte – wir kommen auf diese Technik zurück, weil ich sie auch dir ans Herz legen möchte.

Weder Saboteur noch Schweinehund klingen sehr positiv; also haben wir uns auf den inneren Vorsichtswächter geeinigt.

Und dann habe ich ein Spiel entwickelt, wofür ich meine kreativen Anteile einsetzen musste; und das ich jetzt auch dir ans Herz lege.

Dabei geht es darum, deinen inneren Saboteur, Schweinehund oder wie immer er genannt werden möchte, zuerst zu **identifizieren**, ein **Symbol** dafür zu finden, dieses in dein **Herz** zu schließen und dann in seiner geheilten Variante zu **integrieren**.

Identifiziere deinen inneren Saboteur

Dazu versetze dich in eine Situation hinein, in der dieser Persönlichkeitsanteil besonders schmerzhaft wirksam wurde – irgendetwas, das du dir sehr gewünscht hättest, woran er dich aber erfolgreich gehindert hat. Und dann achte auf folgende Anzeichen:

Wo in deinem Körper (oder außerhalb) kannst du diesen Persönlichkeitsanteil besonders stark wahrnehmen?

Wie genau fühlt er sich an?

Welche Körperhaltung nimmst du ein, wenn du unter seinem Einfluss stehst?

Wie sieht er aus, wenn du ihn dir vorstellst?

Welche Farbe passt zu ihm?

Welche Form? (eher eckig oder rund...)

Wie ist seine Konsistenz? (eher hart oder weich...)

Welche Oberfläche hat er? (eher rau oder glatt...)

Wie ist seine Temperatur?

Kannst du ihm einen Geruch oder einen Geschmack zuordnen?

Und wie klingt er?

Was sagt er?

Mit welchem Unterton?

Und mit welcher Stimme?

Erinnert er dich an eine Person, die du kennst? (in deiner Realität oder aus einem Film, Buch, Stück…)

Oder gibt es ein Musikstück, das zu ihm passt?

Ist dieser Teil deiner Persönlichkeit eher männlich oder weiblich?

<u>Finde ein Symbol für deinen inneren Saboteur</u>

Dann drücke die Art und Weise, wie du ihn wahrnimmst, in einem Bild aus!

Hier sind einige Beispiele zur Inspiration – vielleicht fühlt sich deine Selbstsabotage auf dem Weg zu deinem Wunschgewicht an wie:

- *Ketten, die dich festhalten,*
- *ein Damoklesschwert, das über dir schwebt,*
- *uralte Verbände, in denen du dich wie eine Mumie fühlst,*
- *eine Faust, die dir im Nacken hängt,*
- *ein Klotz, der an deinem Bein hängt,*
- *eine drohende dunkle Wolke über dir,*
- *ein strenger Oberlehrer mit hoch erhobenem Zeigefinger,*
- *eine eiserne Jungfrau, in der du eingesperrt bist,*

- *ein schwerer Panzer, in dem du gefangen bist,*
- *ein viel zu niedriger Plafond,*
- *die Hände sind dir gebunden,*
- *ein bissiger Hund, der dich ständig bedroht,*
- *eine schwere Last auf deinen Schultern…*

Wenn du deinen inneren Saboteur – oder wie du ihn jetzt nennst – nun etwas näher durchleuchtet hast, wird er etwas greifbarer und vertrauter. Womit du dich im Grunde selbst wieder ein wenig besser kennen gelernt hast; denn schließlich ist er ja ein Teil von dir.

Und das ist doch eigentlich erfreulich, nicht wahr?

Vor allem, wenn du diesen Teil von dir dann auch noch wertschätzen kannst; denn damit handelst du im Sinne deiner Seele, die dich gern innerlich geeint haben möchte – und vor allem glücklich.

Deine Seele möchte nicht, dass du unter inneren Widersprüchen leidest oder unglücklich bist – daher möchte sie auch, dass du mit deinem Gewicht zufrieden bist; und wenn du dein Wunschgewicht noch nicht hast, es möglichst leicht und freudvoll erlangst.

Integriere deinen inneren Saboteur

Im nächsten Schritt wird es darum gehen, diesen Persönlichkeitsanteil zu integrieren; und zwar in seiner geheilten Form.

Nachdem du dein Symbol für ihn gefunden hast, gilt es also, diesen Teil von dir in seiner symbolischen Form anzunehmen; denn erst in der ehrlichen Annahme bist du bereit für deine Befreiung.

Dazu schließe in deiner Vorstellung das Bild, das du für diesen Persönlichkeitsanteil gefunden hast, in

dein Herz: hole dein Herz vor dein geistiges Auge und stell dir vor, dass es sich weit öffnet – vielleicht in der Art einer Blume, die sich aus der Knospe zur Blüte öffnet – deine Herzblume.

Und dann sieh und fühle, wie deine Herzblume das Symbol deines Saboteurs liebevoll in sich einschließt – so wie es in dem Ausdruck „jemanden in sein Herz schließen" beschrieben wird.

Denn genau darum geht es hier. Du öffnest dein Herz für jenen Teil in dir, der es zwar immer gut meint; in seiner Wirkung aber oft fatal ist.

Liegt dir das Spiel mit Bildern nicht so sehr?

Dann vergegenwärtig dir dieses „meinen inneren Schweinehund ins Herz schließen" mehr auf der Gefühlsebene und fühle, wie sich dein Herz für ihn erwärmt; wie es sich weit öffnet und ihn liebevoll in sich aufnimmt. So wie eine liebende Mutter ihr geliebtes Kind in ihre Arme – und damit in ihr Herz – schließt; auch wenn es nicht immer brav ist und all ihre Erwartungen erfüllt.

Wie auch immer du das machst – Ziel dieses Spieles ist die heilsame Integration deines inneren Saboteurs alias Schweinehundes oder auch Vorsichtswächters.

Denn damit kannst du ihn zu einem wertvollen Begleiter umfunktionieren und unterbindest seine schädliche Wirkung. Oder zumindest reduzierst du sie, weil du eine gewisse Kontrolle über diesen Teil deiner Persönlichkeit gewinnst; ihn also quasi zähmst.

Aber dies wird dir erst dann nachhaltig gelingen, wenn du ihn zuvor in seiner bisherigen Form ganz und gar als Teil von dir selbst angenommen hast und ihm all seine Sabotage-Akte nicht mehr nachträgst.

Umwandlung auf symbolischer Ebene

Im nächsten Schritt frage deine kreativen Anteile, wie eine Umwandlung auf symbolischer Ebene aussehen könnte:

- *So wandelt sich die eiserne Jungfrau vielleicht in ein seidenes Gewand,*
- *die Last auf deinen Schultern wird federleicht,*
- *der Klotz an deinem Bein verwandelt sich in Flügel wie sie Merkur an seinen geflügelten Schuhen trägt,*
- *der Panzer schmilzt im Feuer deiner Liebe,*
- *aus dem Oberlehrer wird ein weiser Begleiter und wertschätzender Mentor,*
- *die zu niedrige Decke öffnet sich nach oben hin,*
- *die gebundenen Hände öffnen sich weit und breiten sich aus – und zeigen deine Bereitschaft, zu empfangen, was du brauchst und dir wünschst,*
- *die Ketten transformieren sich in Lichtfäden, die sich zu einem Lichtkokon verweben, der dich umgibt und schützt,*
- *aus dem bissigen Hund wird ein zärtliches, liebevolles Schmusekätzchen,*
- *die dunkle Wolke löst sich in der strahlenden Sonne auf,*
- *aus dem Damoklesschwert wird ein prächtiger Schmetterling,*
- *die Faust im Nacken verwandelt sich in eine streichelnde Hand…*

Lass dich von meinen Beispielen inspirieren und deiner Phantasie freien Lauf!

Eine gute Möglichkeit, mit deinem Schweinehund in Kontakt zu treten, um Verhandlungen mit ihm aufzunehmen, ist auch der schriftliche Austausch im „Dialog der Hände", dessen Funktionsweise ich dir im nächsten Kapitel erklären werde.

Schreibe ihm mit deiner rechten Hand, welches dein Wunschgewicht wäre und warum er – zumindest bisher – nicht einverstanden ist, dass du dieses erreichst; warum er dich also so konsequent in deinem Versuch abzunehmen (oder zuzunehmen) sabotiert.

Dann wechsle dein Schreibgerät in deine linke Hand und lass ihn dir über diese antworten, was er dagegen einzuwenden hat; wovor er also Angst hat, weil er eine Gefahr darin zu erkennen glaubt.

Und sei gespannt auf seine Einwände!

Dann kannst du mit ihm in Verhandlung treten.

Dazu könntest du ihm erklären, warum in deinem Fall eine Gewichtsabnahme (oder Gewichtszunahme) keine Gefahr für dein Überleben bedeutet – und je wertschätzender du ihm entgegentrittst, umso eher wird er für deine Argumente offen sein.

Dann frage ihn, ob er einverstanden wäre, dich für eine Weile „an die lange Leine" zu lassen; also bereit wäre, dir die Entscheidung zu überlassen und selbst auf dich aufzupassen – und fürs Erste ein Kilo abzunehmen (oder zuzunehmen), um ihm zu zeigen, dass du damit nicht in Lebensgefahr gerätst.

Und wenn er das akzeptiert, kannst du mit ihm vereinbaren, in der ausgemachten Zeit (eine Woche oder ein Monat, je nachdem, was sich für dich richtig anfühlt) neuerlich mit ihm zu kommunizieren; um zu erfahren, ob er beruhigt ist – damit er sieht, dass du ihn ernst nimmst.

Beim nächsten Austausch könntest du deine nächste Abnahme-Etappe (oder Zunahme-Etappe) verlängern und ihn bitten, dir beispielsweise auch für die nächsten fünf Kilo freie Bahn zu lassen; um dann nach der ausgemachten Zeit neuerlich nachzufragen, ob ihn dein Wohlbefinden trotz Gewichtsabnahme (oder Gewichtszunahme) überzeugt, dass die von dir gewünschte Gewichts-Korrektur ungefährlich ist; und er dich daher von nun an frei gewähren lässt.

Wenn dein Vorsichtswächter besonders vorsichtig ist, könnt ihr euch ja in kleineren Schritten vorwärts tasten.

Ich nehme an, du verstehst, was ich meine und empfehle dir, dieses sehr wirksame Ritual auf eure Verhältnisse anzupassen!

„Dialog der Hände“

Diese Technik darf in keinem meiner Bücher fehlen, weil ich sie in ihren vielseitigen Einsatzmöglichkeiten so ungemein wertvoll finde. Es gibt dazu schon verschiedene Bücher, auf die ich dich verweisen möchte, wenn du gern mehr darüber erfahren möchtest – unter anderen: „Bewusstsein erweitern – der Blick in deine Seele“.

Sehr wertvoll ist der „Dialog der Hände“ auch im Dialog mit unterschiedlichen Persönlichkeitsanteilen – etwa um mit deinem inneren Saboteur zu verhandeln.

Aber du kannst ihn auch nützen, um deinen Körper zu kontaktieren und ihn zu fragen, was er dir mit deinem Übergewicht (oder Untergewicht) sagen möchte; welche Botschaft also dahinter versteckt ist. Oder du kommunizierst direkt mit deinem (objektiv oder deiner Ansicht nach) überflüssigem Fettgewebe.

Möchtest du wissen, warum du mit deiner linken (als Rechtshänder/in nicht dominanten) Hand etwas anderes schreibst als mit deiner rechten (dominanten) Hand?

Die Nervenbahnen zwischen deinem Körper und deinem Gehirn kreuzen im Hals die Mittellinie, sodass deine rechte Körperhälfte (und damit deine rechte Hand) mit deiner linken Gehirnhälfte verbunden ist und deine linke Körperhälfte (und damit auch deine linke Hand) mit deiner rechten Gehirnhälfte.

Deine linke Gehirnhälfte ist die logisch-analytische, in Worten und Zahlen denkende. Sie arbeitet linear und ihre Aufmerksamkeit ist gerichtet, nimmt daher sukzessiv wahr: ein Detail nach dem anderen. In ihr sitzen die Sprachzentren, der Umgang mit Zahlen, sowie deine zeitliche Orientierung.

Deine rechte Gehirnhälfte agiert ganzheitlich: sie nimmt simultan das große Ganze wahr und denkt in Bildern,

Symbolen, Metaphern und Analogien. Und über sie orientierst du dich räumlich. Interessanter Weise sind in ihr deine Erinnerungen objektiver gespeichert, weil sie in ihrer Wahrnehmung nicht so stark durch dein Selbstbild geprägt ist wie ihr Gegenstück.

So findest du in ihr beispielsweise bei Erinnerungen an einen Streit nicht nur deine eigene Sicht der Dinge und wie es dir dabei gegangen ist, sondern auch die Befindlichkeit und die dieser zugrunde liegende Interpretation deines Gegenübers – und diese Objektivität ist bei jeglichem Austausch wertvoll.

Das liegt wohl daran, dass du über sie in der Kommunikation nicht die Worte wahrnimmst und verstehst – das ist ja, wie erwähnt, eine Funktion deiner linken Gehirnhälfte – sondern all das, was zwischen deinen Worten mitschwingt: Betonung, Körpersprache, Mimik …

Und wenn du je an so etwas wie einem Kommunikations-Training teilgenommen hast, dann weißt du, dass über diesen nonverbalen Austausch etwa 85% der Information fließen.

Aber die rechte Gehirnhälfte ist wohl auch stärker und unmittelbarer – also unter Umgehung deines bewussten Denkens – mit deinem Herzen verbunden.

Und sie birgt ungeahnte Schätze, derer du dir meist erst dann bewusst wirst, wenn du dich daran machst, Zugang dazu zu finden – und das geht hervorragend über deine linke Hand.

Natürlich sind deine beiden Gehirnhälften durch den sogenannten Balken (Corpus Callosum) miteinander verbunden, aber ihre Integration ist nur selten wirklich ideal!

Daher arbeiten deine beiden Zugangsweisen zum Leben nicht so gut Hand in Hand, wie es zu wünschen wäre – und die hier vorgestellte Technik des Links-Schreibens ist eine, die diese Integration ungemein fördert.

Zur Integration deiner beiden Gehirnhälften möchte ich dir ein Bild anbieten: wenn du mit zwei Beinen fünf Stundenkilometer läufst, wie rasch läufst du dann mit einem Bein? Eben, nicht halb so rasch!

Und ebenso ist es, wenn du nur mit einer Gehirnhälfte dein Leben gestaltest. Nur leider geschieht dies in unserem Kulturkreis und in unserer Zeit generell vorwiegend mit der linken.

Wenn du beispielsweise nur mit deiner linken Gehirnhälfte kommunizierst, entgeht dir all das, was an Information zwischen den Worten mitschwingt – und das ist letztlich ähnlich unzureichend wie ein bloß schriftlicher Austausch, auch wenn noch so viele Emoticons eingeschaltet werden ☺...

All das kannst du mir einfach glauben, aber ich würde mir wünschen, dass du es selbst erfährst, indem du diese Anregung aufnimmst und zumindest einige Male selbst versuchst, den Schatz, der in den Hirnwindungen deiner rechten Gehirnhälfte schlummert, zu heben – oder um es poetischer zu formulieren: wie Dornröschen aus dem Schlaf wach zu küssen ...

„Dialog der Hände“ mit deinem Körper

Stimme dich darauf ein, indem du dich aufrichtest, einige tiefe Atemzüge nimmst – möglichst im 5 zu 3 Rhythmus, also 5 Herzschläge lang ausatmest und 3 Herzschläge lang einatmest –, dir im Stirnhirn ein Licht aufgehen lässt und lächelst.

Damit schaltest du dein Stirnhirn ein und aktivierst automatisch deine beiden Gehirnhälften.

Dann schreibe mit deiner rechten Hand (falls du Rechtshänder bist, ansonsten mit der linken) einen Brief an deinen Körper und lass diesen dir über deine linke Hand antworten und dir erklären, warum er so

viel Fett ansammelt (oder warum er sich so „verdünnisiert“).

Aus diesem einmaligen Dialog kann natürlich im hin und her Schreiben eine richtige Brieffreundschaft entstehen, die dein Verhältnis zu deinem Körper um vieles verbessern wird; weil du seine Botschaften besser verstehst und ihn und seine Bedürfnisse besser kennenlernst.

Oft ist ja das, was wir als Hunger interpretieren, in Wahrheit ganz ein anderes Bedürfnis, das wir nur falsch deuten. Aber auch das Gefühl der Übersättigung kann ein anderes „Satt-Sein“ bedeuten und nicht heißen, dass du die Nahrung einstellen sollst.

Dann kannst du dich fragen:

„Wonach habe ich in Wahrheit Hunger?“

„Worauf bin ich wirklich satt?“

Solche Missverständnisse kannst du leicht über das Zweihand-Schreiben klären.

Und wie gesagt: du kannst **auch dein Fettgewebe** (oder **deinen Fettgewebsmangel**) **kontaktieren** und wirst spannende Einsichten gewinnen – lass dich überraschen!

Du könntest die generell bei Krankheit wertvollen Fragen stellen:

„Woran willst du mich hindern?“

„Wozu willst du mich zwingen?“

„Wovor willst du mich schützen?“

„Was möchtest du mir sagen?“

Weitere Persönlichkeitsanteile

Neben den bisher erwähnten Persönlichkeitsanteilen gibt es noch zahlreiche weitere, die in uns wirken; und die wir möglichst unter einen Hut bringen sollten – damit bekommt die Kutsche in meinem vorhin erwähnten Vergleich noch mehr Pferde.

Und dir dieser **vielen inneren Stimmen bewusst zu sein**, scheint mir vor allem auf dem Weg zu deinem Wunschgewicht wichtig; weil sie **dich meist in unterschiedliche Richtungen zerren** wollen und deine erwünschte Gewichtsabnahme (oder Gewichtszunahme) zum Spießrutenlauf werden lassen.

Du kennst sicher das Zitat aus Goethes „Faust“:

„Zwei Seelen wohnen, ach, in meiner Brust!“

In Wahrheit sind es jedoch kaum je nur zwei – und sie alle haben ein Wörtchen mitzureden, wenn es darum geht, dein Wunschgewicht zu erlangen.

Du bist also – auch als psychisch gesunder Mensch! – aus **verschiedenen Persönlichkeitsanteilen** zusammengesetzt, und jeder von ihnen hat eigene **Vorlieben** und **Abneigungen**; die besonders dann wirksam werden, wenn du vor **Herausforderungen** stehst – wie etwa der Kontrolle und Änderung deines Gewichtes.

Je kongruenter und einiger die verschiedenen Teile deiner Persönlichkeit sind, umso leichter und entspannter wird sich dein Leben gestalten – und umso erfolgreicher wirst du in allen Lebensbereichen sein; je mehr Persönlichkeitsanteile in dir an einem Strang ziehen, umso eher wirst du dein Ziel erreichen – wie auch immer dieses geartet ist.

Allerdings gibt es Persönlichkeitsanteile, die eher in dieselbe Richtung tendieren als andere. So wird sich der innere Kritiker gern mit dem inneren Antreiber verbünden und ein besseres Verhältnis zum inneren Saboteur haben als beispielsweise zum inneren Kind oder dem gemütlichen, eher trägeren Anteil. Der Schuldzuweiser wird sich naturgemäß leichter mit dem ehrgeizigen Anteil einigen als mit dem verträumten; der sich hingegen gut mit dem kreativen vertragen wird...

Wobei ich betonen möchte, dass etwaige Geschlechts-Zuordnungen irrelevant sind; denn es gibt natürlich ebenso weibliche Kritikerinnen, wie es männliche Kreative gibt. Und oft wird die genaue Zuordnung gar nicht so leicht möglich sein; das ist meines Erachtens aber auch gar nicht notwendig.

Für mich geht es vor allem darum, vor wichtigen Zielen in uns hinein zu fühlen und zu horchen, welche Zwischenrufe da kommen. Und manchmal wird uns klar, von wem der jeweilige Einwurf kommt; oft aber auch nicht – allerdings ist der Inhalt selbst viel wichtiger als die Quelle.

Ich betone das hier deshalb so, weil ich immer wieder die Erfahrung gemacht habe, dass sich Teilpersönlichkeiten hinter anderen verstecken und damit einiges an Verwirrung stiften können, was die genaue Zuordnung angeht.

Die praktisch ununterbrochen in uns ablaufenden innere Dialoge habe ich bereits erwähnt; und diese könnten wir als Selbstgespräche sehen oder aber als den regen Austausch zwischen den verschiedenen Anteilen unserer Persönlichkeit.

Und hier hinein zu lauschen und eventuell sogar in einer Art innerer **Generalversammlung** die verschiedenen Stimmen in uns bewusst zu Wort kommen zu lassen, mag in vielen Belangen wertvoll sein; insbesondere wenn es darum geht, einen **Ist-Zustand zu verändern** – wie beispielsweise unser Gewicht.

Prinzipiell können wir davon ausgehen, dass es all diese Teilpersönlichkeiten gut mit uns meinen; nur sehen sie die Welt aus ihrer eingeschränkten Sicht – einer Art Froschperspektive. Daher ist es sinnvoll, ihnen zuzuhören und ihre Argumente in Erwägung zu ziehen; aber die letztendliche Entscheidung sollten wir meinem Gefühl nach unserem Herzen überlassen.

So wie ich dir ja auch empfehle, dein Herz zu fragen, was es zu deinem Gewicht – deinem aktuellen und deinem erwünschten – meint; und ob es einverstanden ist mit dem, was du dir wünschst.

Vielleicht wendest du jetzt ein, dass doch eher unser Gehirn die Instanz sei, auf die wir hören sollten. Und tatsächlich war ich früher auch dieser Ansicht; aber nicht zuletzt mit der intensiven Auseinandersetzung mit der bereits erwähnten Herz-Intelligenz-Forschung habe ich umgedacht.

Das Hirn – oder der Kopf – erweist sich als ungemein nützlicher Teil unserer Gesamtpersönlichkeit, aber es eignet sich, meinem Gefühl nach, nicht besonders zum Chef. Bestenfalls zum Vize-Direktor ☺!

Achte einmal darauf, **wo du hin zeigst**, wenn du dich selbst meinst – etwa bei Auszählreimen wie:

„Ich und du, Müllers Kuh, Müllers Esel, der bist du!“

Zeigst du da etwa auf deinen Kopf?

Auf deinen Bauch?

Oder auf dein Hinterteil?

Wohl kaum, denn wenn wir uns selbst meinen, zeigen wir spontan auf unsere **Brust**. Und interessanterweise tippen wir uns auf das **Gehirn**, wenn wir damit dokumentieren möchten, dass jemand „**nicht ganz dicht**“ ist oder – wie ein lieber Freund zu sagen pflegt – **„einen an der Waffel hat“** ☺!

Wenn wir diese beiden Instanzen personifizieren, könnten wir das **Hirn** als den **vernünftigen Analytiker** bezeichnen und das **Herz** als die **intuitive innere Stimme**.

Natürlich bleibt es dir überlassen, wer in dir letztendlich das Sagen haben sollte. Aber überlege einmal:

Wer in dir hat in deinem bisherigen Leben die klügeren Entscheidungen getroffen?

Wer in dir hatte bisher das bessere Gefühl für Menschen?

Auf wen konntest du dich immer verlassen?

Es gibt verschiedene Möglichkeiten, unsere Teilpersönlichkeiten zu nutzen: den „Dialog der Hände“ mit deinem inneren Saboteur habe ich dir bereits erklärt; aber du kannst diese Technik im Prinzip mit jedem Persönlichkeitsanteil mit Gewinn spielen – etwa mit deiner weisen Instanz, worauf wir noch zurückkommen werden.

Im nächsten Kapitel zeige ich dir ein Beispiel für eine „innere Generalversammlung“ – auch das ist ein spannendes Spiel, zu dem ich dich inspirieren möchte.

Innere Generalversammlung

Spielen wir gemeinsam eine solche innere Generalversammlung gedanklich durch!

Dir geht es also darum, dein Wunschgewicht zu erlangen – in welche Richtung sich dies auch bewegen mag; und darum, welche Maßnahmen du ergreifen musst, um dieses Ziel zu erreichen.

Und es geht darum, **möglichst alle Teile deiner Persönlichkeit mit überzeugenden Argumenten mit ins Boot zu bekommen;** damit du nicht „mit angezogener Handbremse Vollgas fahren“ musst.

Frage in dich hinein, wer in dir bereit ist, mitzutun und wer nicht.

Als erster meldet sich – und das ist relativ oft der Fall! – der innere Kritiker. Er poltert:

„Hier gibt es überhaupt keine Frage, du bist zu fett (zu mager) und es ist höchste Zeit, etwas zu tun!“

Und ganz sanft und leise – wie immer – meldet sich die innere Stimme:

„An sich spricht nichts gegen eine Gewichtskorrektur, aber diese erreichen wir eher, wenn wir liebevoll mit uns umgehen.“

Prompt mischt sich der ehrgeizige innere Antreiber ein:

„Was zählt sind Fakten! Wir bringen zu viel (zu wenig) Gewicht auf die Waage, also gilt es, schleunigst etwas dagegen zu tun – und ob das liebevoll ist oder nicht, ist irrelevant!“

Sanft, sehr sanft aber nachhaltig meldet sich noch einmal die innere Stimme:

„Dieser liebevolle Umgang ist wichtig, weil er uns Glückshormone schenkt – und diese versetzen uns eher in die Lage, die nötigen Maßnahmen zu setzen. Abgesehen davon ist auch Nachsicht wichtig, wenn wir einmal nicht so funktionieren, wie wir uns das vorgenommen hatten?“

Hier meldet sich das innere Kind zu Wort:

„Ja, ich brauche Nachsicht, weil ich nicht immer perfekt sein kann! Ich bin schon bereit, mitzutun, aber das ganze muss so ablaufen, dass ich auch ab und zu über die Stränge schlagen darf – ich bin keine Maschine!“

Damit kann der innere Kritiker natürlich nicht viel anfangen:

„Du bist keine Maschine... wenn ich das schon höre! Wenn wir unser Ziel erreichen wollen, geht dein Über-die-Stränge-Schlagen nicht – sei nicht kindisch!“

Das ist ein Stichwort für die innere Stimme:

„Ich meine, unser inneres Kind ist nicht kindisch, sondern kindlich, und das ist gut so! Und es ist doch gut, wenn es bereit ist, sich bei unserem Vorhaben einzubringen, weil es uns Leichtigkeit und Begeisterungsfreude schenkt – und diese sind wichtig, wenn es um solche Projekte geht.“

Da muss sich natürlich sofort der innere Antreiber zu Wort melden:

„Leichtigkeit und Begeisterungsfreude – wer braucht die schon?“

Hier meldet sich frustriert die Genießerin zu Wort:

„Du meine Güte macht ihr einen Aufstand. Habt ihr keine anderen Sorgen? Ich möchte einmal in Ruhe und ohne schlechtes Gewissen genießen können,

was mir schmeckt! Was ist das Leben ohne Genuss? Wer nicht genießt, wird ungenießbar!"

Verächtlich kontert der Ehrgeizige:

„Also deinen Kommentar haben wir ja gerade noch gebraucht! Genuss! Ebenso unnötig wie Humor! Jetzt fehlt bloß noch Kreativität – auch so ein Modewort!"

Und wie gerufen meldet sich die Kreative:

„Was heißt Modewort? Ihr scheint mir etwas eingeschränkt in eurer Einschätzung! Unser Gehirn besteht nicht nur aus einer linken Gehirnhälfte, da gibt es noch mehr ... und wie sähe übrigens ein kreativer Umgang mit unserem Projekt aus? Wie wäre es, wenn wir unsere Vorstellungskraft einsetzen würden?"

Voller Verachtung kontert der innere Kritiker:

„Jaja ... Vorstellungskraft – Einbildung ist auch eine Bildung ... so eine absurde Idee! Was soll Kreativität mit unserem Idealgewicht zu tun haben? Und Humor – wenn ich das schon höre! Wie soll Humor helfen, diesen hässlichen, unförmigen Körper zu sanieren?"

Eindringlich flüstert die innere Stimme:

„Nanana, was sind das für Ausdrücke? Glaubst du, dass du damit etwas Gutes bewirkst? Solche Beschimpfungen erzeugen Stress und der ist nie sinnvoll, wenn wir etwas in eine neue Richtung verändern wollen.

Unser Körper ist weder hässlich noch unförmig! Ja, wir haben zugenommen (oder abgenommen), aber dafür gibt es einen Grund, und den gilt es herauszufinden; denn erst dann werden wir wirksam sein."

Die Genießerin motzt vor sich hin:

„Hässlicher und unförmiger Körper – das ist idiotisch! Dieser Körper ist so, wie er ist und ich habe dieses ewige Kalorien-Zählen satt! Ich mach da nicht mehr mit!“

Da meldet sich die gesundheitsbewusste Stimme:

„Nun, dieser Körper ist so, wie er ist, das ist schon richtig; aber er ist tatsächlich etwas zu dick (oder zu dünn), und das könnte schädlich sein für unsere Gesundheit. Also ich bin durchaus für Genuss, wenn er im vernünftigen Rahmen bleibt – und wir können auch gesunde Nahrung genießen.

Wie wäre es also, wenn wir uns darauf einigen könnten: Genuss ist erlaubt, wenn es gesunder Genuss ist – und mit diesem werden wir uns näher befassen.“

Und hier stimmt die innere Stimme ein:

„Ja, das klingt gut! Wir werden Wege finden, die uns allen zusagen und dennoch wirksam sind. Und wir haben dabei keine Eile, denn niemand drängt uns!“

Der innere Antreiber wirft ein:

„Doch! Ich finde, wir sollten dieses Projekt mit Disziplin durchziehen und möglichst rasch zu einem Ergebnis kommen!“

Aber die innere Stimme wirft ein:

„Ist es nicht wichtiger, unser Ziel überhaupt zu erreichen, als zu sehr Druck zu machen? Druck erzeugt Gegendruck…“

Daraufhin der innere Schweinehund:

„Ist es überhaupt wichtig, abzunehmen (oder zuzunehmen)? Wer sagt das eigentlich? Brauchen wir nicht Fettreserven für Notzeiten (ist es nicht klüger,

schlank zu sein)? Ich finde diese ganze Geschichte mühsam – wer sagt, was unser Idealgewicht wäre?"

Das gefällt der Genießerin:

„Genau, das finde ich auch! Wer sagt, dass dieses nicht unser Idealgewicht ist? Ich möchte essen und trinken, was mir schmeckt – und so viel oder so wenig, wie ich möchte! Warum soll ich mich einschränken? Das Leben ist doch viel zu kurz, um sich so zu kasteien!"

Daraufhin der innere Kritiker:

„Klar, und dann können wir uns überhaupt nicht mehr bewegen, weil wir so fett (schwach) sind und nur mehr am Sofa hocken und Chips fressen (oder ständig kotzen)…"

Nun meldet sich die gerechte Stimme:

„Wie wäre es, wenn wir einen Mittelweg finden? Ich finde auch nicht, dass wir uns unter Druck setzen sollten; aber ich denke, eine kleine Gewichtskorrektur wäre gut.

Vielleicht sollten wir einmal einen Blutbefund machen lassen, um herauszufinden, ob wir aus gesundheitlichen Gründen etwas ändern sollten. Das hätte aus meiner Sicht Priorität, denn dann hätten wir mehr Motivation."

Und die gesundheitsbewusste Stimme bestätigt:

„Ja, das ist eine gute Idee, finde ich. Schauen wir erst einmal, was für unsere Gesundheit wichtig wäre; und dann können wir uns immer noch mit unserer Figur auseinandersetzen.

Vielleicht müssen wir dafür auch gar nicht hungern, sondern einfach mehr Bewegung machen…"

Da protestiert der innere Schweinehund:

„Bewegung, jaja, Bewegung – wenn ich das schon höre… wer braucht die schon?"

Da meldet sich die bewegungsfreudige Stimme zu Wort:

„Bewegung ist immer gut, denn körperliche Bewegung bringt auch den Geist in Bewegung. Wenn wir uns bewegen, kommt auch unser Kreislauf in Bewegung und unser Gehirn bekommt mehr Sauerstoff – es spricht also sehr viel für Bewegung.

Du, lieber Schweinehund, möchtest uns doch vor Gefahr schützen – und Bewegungsmangel kann durchaus gefährlich sein, weil damit Herzinfarkt und Schlaganfall drohen. Du fürchtest dich noch immer vor Säbelzahntigern, aber die gibt es nicht mehr – die heutigen Gefahren sehen anders aus, also vertrau uns!"

Hoch erfreut stimmt die innere Stimme zu:

„Das ist ein guter Hinweis!"

Und die kreative Stimme fügt hinzu:

„Ja, das finde ich auch – vor allem weil in der Bewegung auch meine Kreativität angeregt wird – und diese wird uns auch helfen, unser Idealgewicht zu erreichen. Beispielsweise indem wir unsere virtuelle Realität erschaffen und uns davon in die richtige Richtung locken lassen."

Freudig meint das innere Kind:

„Ja, da spiele ich auch gern mit!"

Der innere Kritiker murrt:

„Naja, gegen Bewegung habe ich nichts einzuwenden, wenn sie ordentlich gemacht wird. Von virtueller

Realität halte ich nicht viel, das ist Larifari, aber meinetwegen…“

Und der Gerechte meint:

„Ich finde, das sollten wir versuchen – machen wir zuerst einen Blutbefund und entscheiden wir dann über unsere Ernährung; aber parallel dazu finde ich Bewegung gut. Und mit unserer Vorstellungskraft zu spielen, könnte ein guter Weg sein – vor allem weil unser inneres Kind auch Freude daran hat!“

Und die innere Stimme fasst glücklich zusammen:

„Das ist schön – so haben wir uns hoffentlich auf die nächsten Schritte geeinigt und können uns ja nach einer Weile noch einmal zusammensetzen, um zu überprüfen, ob wir unserem Ziel nähergekommen sind…“

***

Konntest du dich in manchen Passagen dieses inneren Dialoges wiederfinden?

Ich meine natürlich nicht in den Details; sondern mir geht es um die innere Ambivalenz, die wir alle mehr oder weniger erleben – und dies oft vor allem, wenn es darum geht, Veränderungen zu bewirken.

Für diese oft radikal auseinander strebenden Ansichten stehen die Sichtweisen der verschiedenen Persönlichkeitsanteile; die aber alle zu uns gehören.

Sie alle haben ihre Funktion und sie alle können nützlich sein – aber alles zu seiner Zeit und in gutem Konsens.

Wie sieht deine innere Generalversammlung in Bezug auf dein Wunschgewicht aus?

Schaffst du Einigkeit unter deinen verschiedenen Teilpersönlichkeiten?

Dies mag nicht immer ganz einfach sein; aber die Mühe lohnt sich, glaube mir!

Denn wenn du diese Einigung nicht schaffst, dann gibt es unweigerlich energieraubende Blockaden und innere wie äußere Sabotage-Akte, denen du mit einem rechtzeitigen klaren Konsens entgegenwirken kannst.

Solche Dialoge kannst du übrigens mündlich – laut oder leise – oder schriftlich führen.

Wenn du sie mündlich führst, dann sieh in der Art der Gestalt-Therapie für jeden Persönlichkeitsanteil einen Sessel vor; und nimm jeweils auf dem Sitz Platz, der für die jeweilige Teilpersönlichkeit steht.

Das ist zwar aufwendiger als ein bloß innerer Dialog, aber es bringt wohl noch mehr Identifikation mit sich.

Sinnvoll wäre es auch, diese Art innerer Konferenz auf Band aufzunehmen und mit etwas Abstand wieder anzuhören.

Wenn du diese Dialoge jedoch schriftlich führen möchtest, dann kannst du als Rechtshänder zwischendurch zu deiner linken (der nicht dominanten) Hand wechseln, weil du dadurch noch weit mehr interessante Details zutage beförderst.

Einfach weil du über die linke Hand Zugang zu Hirnarealen – und damit Bewusstseinsinhalten – findest, die du mit der rechten Hand nicht erreichst.

In diesem Fall würde deine rechte Hand für dich als eine Art Moderator schreiben, während du deine linke Hand jeweils den verschiedenen Teilpersönlichkeiten leihst.

Deine weisen Instanzen

Ein meiner Ansicht nach vor allem bei großen Herausforderungen ganz besonders wertvoller Persönlichkeitsanteil – allerdings einer, zu dem Kontakt zu finden die Grenzen von Zeit und Raum sprengt – ist die weise Instanz in uns; also wir selbst in der älteren Ausführung, die wir über einen Besuch in unserer Zukunft kontaktieren können.

Wie du vermutlich bemerken wirst, tut sich deine linke Gehirnhälfte, die sich an einem linearen Zeitkonzept orientiert, damit eher schwer. Aber deine zeitungebundene rechte Gehirnhälfte sieht darin ganz und gar kein Problem – vielleicht auch weil sie besser mit den Ergebnissen der Quantenphysik umgehen kann.

Wie auch immer meine Beschreibung auf dich wirken mag, dieser Weg zur Informationsgewinnung ist tatsächlich sehr wertvoll; daher empfehle ich dir, eventuelle Vorbehalte für eine Weile etwas zur Seite zu schieben.

Oft erweisen sich ja gerade jene Anregungen, die uns anfangs ganz und gar nicht ansprechen – oder gar vehemente Abwehr erzeugen – letztlich doch als wertvoll. Das ist zumindest meine Erfahrung.

Wenn du tatsächlich eine starke Abwehr empfindest, dann kannst du die hier beschriebene Technik ja mit der Motivation versuchen, mir zu beweisen, dass sie nicht funktioniert – und wer weiß, vielleicht belehrst du dich selbst eines Besseren ☺.

Eben fällt mir dazu eine recht amüsante Erfahrung zu diesem Thema ein, die ich hier gerne mit dir teilen möchte – sie stammt aus einem Seminar für einen großen Chemiekonzern.

Bei diesem Seminar hatte ich einige ziemlich „kopflastige" Techniker in der Gruppe; und einer davon hat uns alle – vor allem aber sich selbst – bei diesem Spiel ziemlich verblüfft.

Als ich das Links-Schreiben erklärte, saß er mir mit vor der Brust verschränkten Armen, ironisch, wenn nicht gar zynisch verzogenen Mundwinkeln und hochgezogenen Augenbrauen gegenüber; und es war unschwer zu erkennen, was er über mich und meine Technik dachte ☺.

Ich hatte schon oft zuvor erlebt, wie gut diese Methode interessanterweise gerade bei Skeptikern funktioniert – wohl weil sie sich nicht selbst durch allzu hohe Erwartungen im Weg stehen und damit den Schreibfluss bremsen; daher musste ich angesichts seiner sehr offensichtlichen Ironie schmunzeln und dachte vergnügt:

„Nun, mein lieber Freund, möglicherweise wirst du dich noch wundern!"

Und genau das war dann auch der Fall.

Wie alle anderen schrieb auch dieser Mittdreißiger mit seiner rechten Hand einen Brief an seinen weisen Alten – mit der Bitte um Rat zu einer wichtigen Entscheidung; und nahm dann, zu meiner Verwunderung ohne zu zögern, den Kugelschreiber in die linke Hand und schrieb und schrieb und schrieb …

Alle anderen waren längst fertig, aber er schrieb immer noch, während seine Augenbrauen immer noch höher hinauf wanderten.

Als das Musikstück zu Ende war, das ich bei dieser Übung immer gern zur Entspannung spiele, schien es, als würde er aus einer Trance erwachen – und dann begann er laut zu protestieren ...

Das könne überhaupt nicht wahr sein!

So etwas wäre doch nicht möglich!

Das sei einfach unfassbar!

Wer, um Himmelswillen, hätte DAS geschrieben???

Ganz sicher nicht er!!!

Mit seiner rechten Hand hätte er als Antwort auf seine Frage maximal zwei bis drei Zeilen in Stichworten geschrieben!

Aber über die linke Hand wäre da ein geradezu kitschiger Sermon herausgekommen …

Es wäre ja fast peinlich …

Aber irgendwie auch schön …

Der gute Mann schien ganz und gar perplex, wiewohl seine Augen leuchteten angesichts seiner überraschend poetischen und – wie er uns verblüfft gestand – auch durchaus wertvollen verbalen Ergüsse.

Die Antwort, die er auf diese Weise bekommen hatte, schien also durchaus hilfreich zu sein und ihn nicht nur aufgrund ihrer Provenienz zu erstaunen, sondern vor allem auch wegen ihrer Brisanz.

Diese und viele andere Erfahrungen mit dieser Technik lassen mich vertrauen, dass auch du tolle Ergebnisse erzielen kannst, wenn es dir gelingt, deine Voreingenommenheit beiseite zu schieben ☺.

Stell dir also vor, du könntest die Zeit vordrehen und dein Leben – und damit auch dein gerade anstehendes Gewichts-Problem, das nach Lösung ruft – aus einer Perspektive von beispielsweise 30 Jahren später überblicken!

Wäre das nicht ungemein hilfreich?

Deine weise Alte oder dein weiser Alter – also du selbst als 70- oder 80-Jährige/r – weiß ja bereits, wie sich dein Leben weiter entwickeln wird; kann also überblicken, wie du dein Wunschgewicht erreichst.

Abgesehen davon wäre es doch ungemein nützlich, gerade vor wichtigen Herausforderungen eine gewisse Altersweisheit und Abgeklärtheit zur Verfügung zu haben.

Auch diesen Persönlichkeitsanteil kannst du mündlich oder schriftlich um Rat fragen – wenn du es schriftlich tust, würde ich dir wirklich empfehlen, die Antwort über deine linke Hand kommen zu lassen.

Wie gesagt, deine linke Gehirnhälfte, die über deine rechte Hand schreibt, ist da eher skeptisch und wird den Informationsfluss blockieren; den die rechte Gehirnhälfte erfahrungsgemäß aber gern ans Tageslicht kommen lässt.

Dazu beschreibe dein Problem mit deinem aktuellen Gewicht mit deiner Schreibhand und ersuche dann deinen weisen Anteil um seine Einschätzung und Empfehlungen!

Und dann wechsle dein Schreibgerät in die andere Hand und lass deinen inneren Ratgeber dir über diesen Weg antworten!

Natürlich kannst du jetzt einwenden, dass es diesen Teil deiner Persönlichkeit noch gar nicht gibt und wir doch keinen Zugang zur Zukunft haben.

Aber die Erfahrung hat gezeigt, dass uns über dieses Spiel Wissen und Impulse zugänglich werden, die neben ihrer erstaunlichen Brisanz tatsächlich eine wohltuende und wertvolle Weisheit spüren lassen.

Wie das funktioniert, kann ich dir – noch? – nicht genau erklären. Aber nach über hundert Jahren Quantenphysik sollten wir uns meiner Ansicht nach für so manches öffnen, was vor einem Jahrhundert noch absolut undenkbar gewesen wäre.

Abgesehen davon bin ich der Ansicht, dass wir alles, was uns helfen kann, nutzen sollten – auch wenn wir den genauen Mechanismus (noch) nicht erklären können: wer hilft, hat Recht.

Ich weiß ehrlich gesagt auch nicht, wie genau Elektrizität funktioniert, aber ich nutze sie regelmäßig und möchte sie nicht mehr missen, so gemütlich es bei Kerzenschein zuweilen auch sein mag – aber allein um dieses Buch zu schreiben, ist mir der Einsatz des elektrischen Stroms schon sehr angenehm.

Daher kann ich dir nur empfehlen, diese Methode zumindest einmal möglichst unvoreingenommen und offen für möglicherweise wertvolle Ergebnisse zu versuchen.

Ich zeige sie in jedem meiner Seminare und durfte damit schon die interessantesten Erfahrungen miterleben.

Übrigens kannst du natürlich auch dein inneres Kind auf diese Weise befragen – also das Kind, das du einmal warst – diesen wichtigen Persönlichkeitsanteil habe ich ja bereits mehrmals angesprochen.

Dies mag vielleicht leichter für dich nachvollziehbar sein, weil du dir den Zugang zu deiner Vergangenheit leichter vorstellen kannst als den zu deiner Zukunft.

Aber aus quantenphysikalischer Sicht ist das mit der Linearität der Zeit so eine Sache …

Kreative Gewichts-Kontrolle

Viele – wenn nicht die meisten – Gewichtsprobleme sind auf Stress zurückzuführen.

Übergewicht ist einerseits auf das „**Frust-Fressen**“ zurückzuführen; andererseits auf die „**Stammfettsucht**“ als Folge der Stresshormone – und dieser große Bauchumfang (der sich im erhöhten BMI zeigt) ist ja besonders ungesund.

Bei anderen kann Stress – über andere Mechanismen – jedoch auch zu **Untergewicht** führen.

Hier zeige ich dir eine **Kreativ-Technik**, die dir generell bei der **Meisterung deines Alltags-Stresses** helfen wird; speziell aber bei jenem Stress, der mit deinem aktuellen Gewicht zu tun hat, spannende Ergebnisse zeigt.

Es gibt ein interessantes Phänomen, das zu kennen wichtig ist, wenn du deine Kreativität einsetzen möchtest: **Stress ist der fatalste Kreativitätskiller, zugleich ist Kreativität der wirkungsvollste Stresslöser.**

Es gilt also, aus diesem Teufelskreis auszubrechen, um Zugang zu deiner Kreativität – und damit zu deiner Vorstellungskraft – zu haben, um die es hier geht.

Nimm den Stress wahr, den du mit deiner aktuellen Figur hast:

Entweder indem du dich jetzt gleich daran **erinnerst**, um diese Technik zu üben und in deine Gehirnbahnen einzuspeichern.

Aber dann kannst du sie jederzeit einsetzen, wenn dir bewusst wird, dass dich dein noch nicht ideales Gewicht **gerade wieder stresst** – warum auch immer es dir gerade in den Sinn kommt.

- Vielleicht weil du bei einem **Spiegel** vorbeigekommen bist, der dich an deine Unzufriedenheit erinnert.
- Vielleicht weil du einen **abschätzigen Blick** erhascht hast.
- Vielleicht weil du **kritisiert** wirst für dein Zu-viel-Essen (oder Zu-wenig-Essen).
- Vielleicht weil dir deine **Kleidung** zu **eng** (oder zu **weit**) ist.
- Vielleicht weil eine **Person vorübergeht**, die deine Wunschfigur hat.
- Vielleicht weil du **Vorwürfe** wegen deines Gewichtes bekommst.
- Vielleicht weil dein Partner **einer anderen hinterhersieht**, die dir schöner vorkommt.
- Vielleicht weil du in einer **Auslage** etwas siehst, das du gern hättest; aber denkst, es würde dir mit deiner Figur nicht stehen.
- Oder warum auch immer…

<u>Stress-Blitzlösung</u>

Nun atme zuerst möglichst tief aus, am besten mit einem tiefen Seufzer…

Dann atme sehr bewusst regelmäßig und tief weiter, während du auf das Heben und Senken deiner Bauchdecke achtest – atme möglichst im 5 zu 3 Rhythmus (atme also jeweils 5 Herzschläge lang aus und 3 Herzschläge lang ein)…

Richte dich auf…

Und lächle – auch wenn dir im Augenblick nicht danach ist. Im Lächeln schüttest du Glückshormone aus, und diese starken Gegenspieler deiner Stress-

hormone sind bei der Blitzlösung, die ich dir hier zeige, sehr hilfreich – erinnere dich also an eine komische Situation, ein amüsantes Ereignis, einen erheiternden Anblick…

Und sende eine positive Botschaft an dein Unterbewusstsein wie:

„Diese Situation erinnert mich an meine Fähigkeit, Stress aufzulösen!"

„Ich bin ruhig und gelassen!"

„Es ist alles gut so, wie es ist!"

Dann lege eine Handfläche auf deine Stirn und die andere auf deinen Hinterkopf…

Und lass dir im Stirnhirn ein Licht aufgehen, um deine höheren mentalen Zentren zu aktivieren und deine Vorstellungskraft aus dem Dornröschenschlaf zu wecken.

Vertraue darauf, dass deine Lichtwahrnehmung die Durchblutung und damit zugleich auch die Aktivität deiner für die Stress-Lösung wichtigen Hirn-Zentren erhöht.

Dann gestalte in deiner Vorstellung ein Bild, das für dich hilfreich wäre, um deinen aktuellen Stress zu meistern – dazu lass deiner Phantasie freien Lauf…

Vielleicht möchtest du wie ein Vogel abheben, um dich so aus deiner negativen Emotion in Bezug auf dein Gewicht zu ziehen.

Vielleicht möchtest du sehen und fühlen, wie dich eine große Lichtkugel oder auch eine Seifenblase umschließt und deine unguten Emotionen auflöst.

Vielleicht möchtest du auch dorthin abheben, wo dein Gewicht keine Rolle mehr spielt, weil du dort so, wie du bist, gut bist.

Stell dir vor, wie sich die belastenden Emotionen angesichts deines Gewichts auflösen wie Wolken im Wind und aus deiner Sichtweite entschwinden...

Wenn du möchtest, kannst du dein inneres Kind nun auch trösten – je nach Situation!

Und dann kehre wieder zu deinem Alltag zurück und nimm wahr, wie du leichter mit den stressigen Herausforderungen umgehen kannst!

Hilfreiches So-tun-als-ob

Auch diese Technik bedient sich unserer Kreativität – genau genommen unserer Vorstellungskraft.

In meinen Seminaren höre ich immer wieder – vor allem wenn es um den Einsatz kreativer Techniken geht – den Einwand: *„Das kann ich nicht!“* oder *„Ich bin nicht kreativ!“*.

Und ich bin nicht nur der Ansicht, dass die meisten Menschen in Wahrheit viel größer sind, als sie sich fühlen – und dem entsprechend auch nach außen hin geben.

Sondern ich bin auch fest davon überzeugt, dass wir alle viel mehr können, zu viel mehr fähig sind und viel mehr Potenzial zur Verfügung hätten, als wir uns in unserer konsequenten Selbst-Sabotage zutrauen.

Dazu ist mir eines Tages folgender Gedanke gekommen:

„Die Technik des So-tun-als-ob
eignet sich vor allem für jene Menschen,
die glauben, nicht zu können,
weil sie nicht an sich glauben können!“

Henry Ford wird diese, meine Sichtweise bestätigende, Überzeugung zugeschrieben:

„Egal ob du glaubst, du kannst es, oder du kannst es nicht – du hast Recht!“

Wir haben in so vielen Belangen das Programm in uns, etwas nicht oder zumindest nicht gut genug zu können.

Dabei können wir, bei näherem Hinsehen, mehr oder weniger leicht – je nachdem wie tief die demotivierenden Überzeugungen in uns eingeprägt sind – erkennen, dass dies gar nicht stimmt.

Ich kenne eine Unmenge von Menschen, die der Ansicht sind, sie seien nicht kreativ – was in keinem Fall stimmt. Kreativ zu sein, heißt ja nicht unbedingt nur, ein Bild malen, ein Gedicht schreiben oder großartige Musik komponieren zu können.

Kreativität kann sich auf so viele verschiedene Arten manifestieren – so wie es aus heutiger Sicht ja nicht nur eine Art von Intelligenz gibt, sondern mehrere Intelligenzen!

Natürlich haben wir alle bestimmte Talente, zu denen wir leichter Zugang finden als zu anderen. Dennoch können wir alle bis zu einem gewissen Grad alles, was wir uns wirklich – also von Herzen – wünschen, auch erreichen; also auch unser Wunschgewicht, wenn unser Herz damit einverstanden ist.

Zumindest können wir es lernen; was letztlich nichts anderes heißt, als die uns im Weg stehenden Blockaden aufzulösen.

Richard Bach – der Autor der weltbekannten „Möwe Jonathan" – schreibt in seinem zauberhaften Buch „Illusionen":

„Lernen – ist herausfinden, was du bereits weißt. Handeln – ist zeigen, dass du es weißt. Lehren – ist andere wissen lassen, dass sie es genauso gut wissen, wie du selbst."

Daher ist eines meiner wesentlichsten Anliegen in meinen Büchern und Seminaren, Menschen an ihr enormes Potenzial zu erinnern und sie dazu anzuregen, dieses (wieder) in Besitz zu nehmen, die angezogene Handbremse zu lösen und die zu werden, die sie ihrem Wesen nach sind.

Und eine gute Methode für jene, die glauben, vieles von dem, was sie so gerne könnten, nicht zu können – weil sie eben generell viel zu wenig an sich glauben können – ist es, so zu tun, als könnten sie es.

Erinnere dich: dein Gehirn kann nicht unterscheiden, ob du etwas tatsächlich erlebst oder dir unter Miteinbeziehung möglichst aller Sinne bloß vorstellst.

Daher wird dieses **So-tun-als-ob** eine **umso größere Wirkung** zeigen**, je intensiver du dich hineinversetzt**, ja richtiggehend hineinsteigerst – was dir, wenn du ehrlich bist, beim Selbstmitleid oder beim Ärger ja meist ganz gut gelingt ☺.

Manchmal ist es auch hilfreich, dir bei diesem So-tun-als-ob ein **Vorbild** zu nehmen: eine Person, die das, was du dir auch für dich selbst wünschen würdest, gut kann; möglicherweise weil sie ihre Selbstsabotage bereits aufgegeben hat oder gar nie darunter gelitten hat – unsere Spiegelneuronen leisten uns da gute Dienste.

In einer amerikanischen Schule hat man Kinder dazu aufgefordert, sich in ihren Lieblingsautor hinein zu versetzen, ehe sie ihren Aufsatz schrieben – also so zu tun, als wären sie selbst dieses Vorbild. Und die Leistungen, die sie in diesem So-tun-als-ob erbracht haben, waren erstaunlich

Wenn du dir also vorgenommen hast, dein Gewicht zu korrigieren (in welche Richtung auch immer) und den Eindruck hast, du könntest dafür ein gutes Vorbild brauchen, dann überlege, wie dieses aussehen könnte; oder wer von all den Personen, die du kennst – persönlich oder auch nicht – diese Herausforderung schon gemeistert hat; oder gerade dabei ist, sie zu meistern.

Das kann eine noch lebende Person sein oder eine bereits verstorbene, ja, das kann sogar ein Fabelwesen sein, ein Heiliger, eine Figur aus einem Buch oder einem

Film. Frage dich, **was ein solches Vorbild für Stärken, Fähigkeiten, Talente haben müsste**.

Und wenn du dieses Vorbild gefunden hast, dann **stell dir vor, du würden in dessen Rolle schlüpfen** und nun ganz und gar zu deinem Symbol für souveräne Gewichtskontrolle werden!

Imitiere die **Mimik**, die **Körperhaltung**, den **Gang**, die **Stimme** – all das, was dir zugänglich ist und füüühhhle dich mit allen Sinnen in diese Person, Gestalt oder Figur hinein!

Und wenn dir irgendetwas davon nicht bekannt ist, erfinde es einfach!

Wenn du nicht weißt, wie sich die Mimik eines Menschen, der einen guten Bezug zu seinem Körper hat, anfühlt, dann probiere es aus – und tu das **möglichst vor dem Spiegel** – das kann auch gleich für Heiterkeit sorgen, die dir sehr wohltun wird.

Und wie könnte sich der Gang eines solchen Menschen anfühlen, der mit sich selbst zufrieden ist, weil er das, was er sich vorgenommen hat, mit Leichtigkeit durchzieht?

Probiere es aus!

Welche Körperhaltung wäre passend?

Erlaube dir, verschiedene Varianten auszuprobieren!

Welche Stimme ist überzeugend?

Wie glaubhaft beschreibt dieser Mensch seinen Weg zu seinem Wunschgewicht?

Spiele mit der Rolle dieser wohlgeformten Person und achte darauf, wie du mehr und mehr dazu wirst – deine Spiegelneuronen machen es möglich.

Wenn dir jedoch auch bei längerem Nachdenken niemand einfällt, dir also scheinbar gar niemand bekannt ist, den du in seiner oder ihrer Souverenität imitieren könntest, **erfinde ein solches Vorbild**!

Und wenn du der festen Überzeugung bist, du könntest eine solche Person auch nicht erfinden, dann tu einfach so, als wärst du erfinderisch und könntest ein solches Vorbild kreieren!

Du schaffst dir damit **über deine Spiegelneuronen Zugang zu all diesen Ressourcen**, die du derzeit noch brachliegend in dir trägst; und die nur darauf warten, in Besitz genommen zu werden.

Und glaube mir: **du trägst alles, was du an anderen bewunderst, als Potenzial in dir – auch wenn du selbst noch zu wenig daran glaubst**.

Ich glaube fest daran, obwohl ich dich (vielleicht noch? ☺) nicht kenne – weil ich weiß, dass auch du mit einer rechten Gehirnhälfte ausgestattet bist; und weil ich weiß, welch großartige Fähigkeiten darin schlummern!

Erinnere dich an Goethes:

„Wär' nicht das Auge sonnenhaft, nie könnte es die Sonne sehen!"?

Alles, was dir an anderen auffällt, trägst du zumindest als Anlage auch potenziell in dir; und es ist bereit, wie Dornröschen wachgeküsst zu werden – also hebe diesen Schatz!

Der Begriff „wachküssen" ist hier übrigens gar nicht so weit hergeholt, denn du wirst deine noch schlummernden Fähigkeiten umso leichter und rascher entfalten, je mehr Liebe und Wertschätzung du dir selbst entgegenbringst.

An dieser Stelle habe ich übrigens noch eine Empfehlung für dich:

Erinnere dich an all die Herausforderungen, die du in deinem bisherigen Leben gemeistert hast, obwohl du vielleicht zuerst nicht daran geglaubt hattest!

Habe ich nicht schon die eine oder andere Herausforderung gemeistert?

Vielleicht sogar eine noch viel anspruchsvollere als die Korrektur meines Gewichtes?

Und dies dann auch noch zu meiner Zufriedenheit?

Wie wäre es, wenn du einfach dich selbst als Vorbild nehmen würdest?

Wir leben in einem Kulturkreis, in dem es allzu salonfähig ist, sein Licht unter den Scheffel zu stellen ... dabei ist dies alles andere als konstruktiv!

Dich selbst klein zu machen kostet Kraft, die du anders viel fruchtbringender einsetzen könntest – also **glaube an dich und deine Fähigkeit, dein Essverhalten unter Kontrolle zu bringen**.

Virtuelle Realität

So wie im So-tun-als-ob-Spiel kommt deine Vorstellungskraft auch beim virtuellen Proben zum Einsatz – allerdings nimmst du dabei das, was du dir als Idealzustand wünschst, in deiner Vorstellung vorweg.

Es geht also weniger um den Weg zu deiner Wunscherfüllung, sondern um das Ergebnis selbst.

Unsere Vorstellungskraft ist unsere wichtigste Fähigkeit in der bewussten Realitäts-Gestaltung. Was auch immer Menschen je geschaffen und gestaltet haben – sie haben es sich zuvor vorgestellt, haben zuerst ein mentales Bild davon kreiert.

Unsere Fähigkeit, etwas zu simulieren scheint tatsächlich ein rein menschliches Potenzial zu sein; vermutlich hat kein anderes Lebewesen diese Fähigkeit – allerdings ist es eine Ressource, die die meisten von uns nicht wirklich zu schätzen wissen und daher viel zu wenig nutzen.

Ich nenne diese Technik lieber „virtuelle Realität" als Mental-Training; wie es üblicherweise bezeichnet wird.

Denn meiner Ansicht nach geht es nicht nur darum, etwas mental vorwegzunehmen; sondern sich das Vorgestellte möglichst intensiv und unter Miteinbeziehung möglichst aller Sinne zu vergegenwärtigen – eben als virtuelle Realität!

Dazu möchte ich dir zwei wichtige Tatsachen in Erinnerung rufen:

*** Dein Gehirn kann real Erlebtes nicht von bloß in der Vorstellung Vergegenwärtigtem unterscheiden.**

Verantwortlich dafür sind deine **Spiegelneuronen**, die allerdings nur dann ansprechen, wenn du dich wirklich intensiv und unter **Miteinbeziehung all deiner Sinne** in diese Vorstellung hineinlebst.

Diese speziellen Nervenzellen simulieren nicht nur das, was du im Außen beobachtest, so als würdest du selbst es erleben; sondern auch das, was du dir bloß einfühlend vorstellst.

Wenn du dir beispielsweise auf diese empathische Art und Weise vorstellst, auf dem Laufband zu laufen, dann werden sich deine physiologischen Parameter an jene annähern, die bei einem tatsächlichen Lauf gemessen werden können: dein Puls geht ebenso hoch wie dein Blutdruck, und du beginnst zu schwitzen.

Dieser Hinweis mag vor allem dann für dich wertvoll sein, wenn du dich zu realer Bewegung überwinden musst ☺.

Auf Hirnebene sprechen genau dieselben motorischen Zentren an wie bei einem tatsächlich körperlich ausgeführten Lauf.

* **Was auch immer du tust, denkst oder fühlst, du verbindest – also vernetzt – Zellen in deinem Gehirn miteinander oder verstärkst bereits bestehende Zellverbindungen, also Hirnbahnen.**

Erinnere dich an das **Hebb'sche Lernen**: Nervenzellen, die mehrmals gleichzeitig aktiviert wurden, werden zu Partnern; indem sich die zwischen ihnen liegenden Synapsen chemisch so verändern, dass die Entladung der einen Zelle mit hoher Wahrscheinlichkeit auch die Entladung der anderen auslöst.

Wenn du dir also eine Erfahrung intensiv und unter Miteinbeziehung aller Sinne vergegenwärtigst, werden Areale deiner Seh-Rinde, aber auch deiner Hör-, Riech- und Geschmackszentren aktiviert; sowie auch motorische und sensorische Rindenareale – aber auch deine Sprachzentren, weil wir Menschen ja generell die Tendenz haben, alles zu benennen.

Beobachte dich einmal wobei auch immer: du kommentierst in deinen Selbstgesprächen alles, was du erlebst.

Das heißt, du etablierst ein komplexes Netz von Hirnbahnen; und du verdichtest und stabilisierst dieses Netz umso mehr, je öfter und intensiver du dir die entsprechende Erfahrung vergegenwärtigst.

Und da dein Gehirn **assoziativ** arbeitet, wird diese Erfahrung – bewusst oder unbewusst – auch dann aktiviert, wenn **nur ein Detail aus der komplexen Wahrnehmungs-Erfahrung angesprochen** wird.

Das heißt, du kannst durch die mehrmalige intensive Vorstellung von etwas Erwünschtem dieses Ziel quasi bahnen – indem du in deinem Gehirn neue Bahnen etablierst beziehungsweise bestehende verstärkst, die dich dorthin führen, wohin du dich wünschst – also etwa zu deinem Wunschgewicht.

So nützen heute praktisch alle Leistungssportler die Fähigkeit des mentalen Trainings; aber auch Mikrochirurgen üben ihre Feinmotorik auf diese Weise; und Musiker (wie einst der geniale kanadische Pianist Glenn Gould) spielen ihre Partitur in der Vorstellung durch, ehe sie an ihr Instrument gehen.

Daher möchte ich dir wirklich empfehlen, deine auf dem Weg ins Erwachsenenalter meist verlorengegangene **Vorstellungskraft wieder in Besitz zu nehmen** und auch im Alltag mehr zu nutzen; gerade auch dann, wenn es gilt, anspruchsvolle Herausforderungen zu meistern.

Deine blühende Phantasie war dir in deiner Kindheit noch leicht zugänglich, ging dann aber vermutlich im Laufe deines Heranwachsens verloren. Nun gilt es, deine Vorstellungskraft wie einen kostbaren Edelstein aus der Verschüttung wieder ans Tageslicht zu heben und neuerlich in Besitz zu nehmen.

Nimm daher immer wieder das erwünschte Ergebnis mental und empathisch vorweg – entweder in einer **allgemeinen** Fassung oder auch den **speziellen** Fall.

Spiele immer wieder, so ausgiebig deine Zeit es erlaubt, deine Idealversion virtuell durch und füüüühle dich dabei möglichst intensiv und unter Miteinbeziehung aller Sinne hinein!

Vergegenwärtige dir das Erwünschte unter Miteinbeziehung aller Sinne so intensiv, dass du den Eindruck gewinnst, es wäre bereits real – dein Gehirn unterscheidet nicht, wird also die entsprechenden Nervenzellverbindungen knüpfen und bei jeder Wiederholung verstärken.

Darüber hinaus strahlst du die entsprechende Gestimmtheit über dein Herzfeld aus und wirst – entsprechend dem Gesetz der Resonanz – magnetisch für die Erfüllung dieses Wunsches.

Virtuelle Realität

Beginne dieses Vorstellungs-Spiel mit der Einstimmung auf deine Selbstliebe, Selbstachtung, Selbstwertschätzung, Selbstfürsorge oder Selbstanerkennung – je nachdem, was dir gerade leichter zugänglich ist –, denn das bringt dich in eine hohe Schwingung.

Dann wähle das Ziel, das du aus eigener Kraft erreichen möchtest, weil es dir wichtig ist.

Fasse dieses Ziel in einen kurzen, prägnanten, positiv formulierten Satz:

„Ich freue mich, dass ich..."

Dann entspanne dich tief, während du ruhig und regelmäßig atmest und lächelst.

Nun visualisiere, wie du dieses Ziel bereits erreicht hast – dies wird dir leichter fallen, wenn du für eine

Weile eine Hand auf deiner Stirn hältst und die andere auf deinem Hinterkopf und dabei Licht visualisierst.

Sieh dich selbst und deine Umgebung möglichst detailliert in der neuen Situation und fühle dich so intensiv, wie es dir im Augenblick möglich ist, in das entsprechende neue Lebensgefühl hinein – lass dir genügend Zeit, um dieses Gefühl sich ganz und gar in dir ausbreiten und dich vollständig erfüllen zu lassen!

Sieh vor deinem geistigen Auge, wie du mit deinem Idealgewicht aussiehst!

Sieh die bewundernden Blicke anderer, die deine Veränderung bemerken!

Sieh mit Erstaunen deine Wunschfigur im virtuellen Spiegel!

Höre die Komplimente, die du bekommst!

Höre, wie sich andere bewundernd über deine Figur überhalten!

Fühle, wie es sich anfühlt, in deinem idealen Körper daheim zu sein!

Fühle, wie sich Massagen nun noch angenehmer anfühlen!

Fühle, wie dein Du liebevoll-bewundernd deine Körperformen streichelt!

Fühle die anliegende Kleidung, die deine Idealfigur umschmeichelt und noch mehr zur Geltung bringt!

Schmecke die Speisen, die dir helfen, dein Idealgewicht zu erlangen!

Genieße das rechtzeitige Sättigungsgefühl, das es dir leicht macht, mit dem Essen aufzuhören, wenn du genug hast!

Rieche den Duft der Blumen, die du zur Anerkennung geschenkt bekommst!

Und genieße in vollen Zügen die Freude, die Zufriedenheit und den Stolz, die dir das Erreichen dieses Zieles vermitteln!

Nun überlasse ich es deiner Phantasie, weitere Sinnes-Wahrnehmungen zu finden, die du dir immer wieder in deiner virtuellen Realität vergegenwärtigen kannst; und die dir helfen, dich auch energetisch – also dank deiner Schwingung – auf dein Wunschgewicht einzustimmen.

Lass dich von der enormen Macht deiner Vorstellungskraft überraschen und setze sie sehr bewusst ein, um dich schon im Vorhinein mit deinem Traumkörper zu verwöhnen!

Selbstvertrauen

Der Zusammenhang zwischen der Erfüllung eines Wunsches oder der Erreichung eines Zieles und deinem Selbstvertrauen ist klar, nicht wahr?

Du wirst dein **Ziel** – dein Wunschgewicht – **leichter und nachhaltiger erreichen**, wenn du **dir selbst vertraust** und **dir dies zutraust**. Tust du das hingegen nicht, wirst du dich selbst unter Stress setzen und dir massiv im Weg stehen.

Interessanterweise geht ein gesundes Selbstvertrauen nicht unbedingt mit Kompetenz und Souveränität Hand in Hand – ich kenne Menschen, die sich selbst viel zu wenig vertrauen (und damit zugleich auch zutrauen), obwohl sie mit beiden Eigenschaften gesegnet sind; wenngleich sie ihr Leben verantwortungsbewusst und kompetent führen, haben sie ständig den Eindruck, sie wären nicht gut genug.

Und ich kenne andere, die ein ausgeprägtes Selbstvertrauen an den Tag legen, obwohl dies bei näherem Hinsehen nicht unbedingt berechtigt erscheint… ☺

Wie sieht es mit deinem Selbstvertrauen aus, wenn du angesichts deines Vorhabens, dein Wunschgewicht zu erreichen, an dir zweifelst?

Um mehr Klarheit zu gewinnen, spiele mit folgenden prozess-orientierten Fragen:

„Habe ich den Eindruck, dass ich mir selbst vertrauen kann?“

„Kann ich mich auf mich selbst verlassen?“

„Bin ich bereit, voll und ganz zu mir zu stehen?“

„Wer ist die Ursache für das, was in meinem Leben geschieht?“

„Habe ich vielleicht jemand anderem meine Macht übergeben?“

„Und wenn ja, erkenne ich, dass ich mich letztlich auch dafür entschieden habe – vielleicht nicht bewusst, aber dennoch wirksam!?“

„Wofür in meinem Leben möchte ich nicht verantwortlich sein?“

„Wofür suche ich Schuldige?“

„Wie würden mein Leben aussehen, wenn ich mir selbst mehr vertrauen könnte und ganz und gar die Verantwortung für mein Leben übernehmen würde?“

„Bin ich bereit, den Einsatz der Verantwortung zu bezahlen, um dafür ein größeres Maß an Freiheit zu gewinnen?“

„Welche Hindernisse gibt es derzeit auf meinem Weg zu meinem Wunschgewicht?“

„Welche Möglichkeiten gäbe es, diese zu überwinden?“

„Was hindert mich daran, dieses Wissen umzusetzen?“

Wie jeder andere emotionale Zustand stellt auch Selbstvertrauen eine Schwingung dar, die du auch nach außen hin ausstrahlst; das bedeutet, dass andere Menschen an deiner Ausstrahlung wahrnehmen können, ob du dir vertraust oder nicht – und zwar umso bewusster, je sensitiver sie sind.

Aber selbst, wenn sie sich dieser Wahrnehmung nicht bewusst werden, wird ihr Unterbewusstsein sie entsprechend leiten und auf dich reagieren lassen.

Wenn du also einen Mangel an Selbstvertrauen an den Tag legst – also über dein Herz-Feld ausstrahlst –, dann werden nicht nur deine Entscheidungen unsicher ausfallen; sondern du wirst dir auch eine ganze Menge an Gegenwind holen von jenen, die deine Unsicherheit wahrnehmen.

Daher möchte ich dir an dieser Stelle ans Herz legen, möglichst rasch dein Selbstvertrauen bewusst wieder in Besitz zu nehmen – als Kind hattest du ein ganz natürliches Selbstvertrauen, das tief in deinem Inneren immer noch ruht. Aber vielleicht wurde es irgendwann – und letztlich ist es irrelevant wodurch und durch wen – verschüttet.

Ich finde es gar nicht so sinnvoll, einen Schuldigen dafür zu suchen, beziehungsweise zu finden; also schau nicht voller Gram zurück, sondern richte den Fokus deiner Aufmerksamkeit lieber in Richtung deines wieder hergestellten und stabilen Vertrauens in dich selbst!

Erinnere dich: du solltest nicht weg von mangelndem Selbstvertrauen streben, sondern hin zu einem gut ausgeprägten und verlässlichen Vertrauen in dich selbst!

Mein Selbstvertrauen

Rufe dir zumindest fünf Situationen in Erinnerung, in denen du dir selbst ganz und gar vertraut und damit gute Erfahrungen gemacht hast!

Und gib bitte nicht auf, ehe du diese Erinnerungen aus deinem Gedächtnis ausgegraben und dich wieder unter Miteinbeziehung aller Sinne möglichst intensiv hineinversetzt hast!

Spür dieses wohltuende Vertrauen in dich selbst und erlaube ihm, deinen ganzen Körper zu erfüllen!

Welche Farbe hat dein Selbstvertrauen?

Welchen Geschmack oder Geruch kannst du damit assoziieren?

Wie klingt es?

Gibt es eine Musik, die dein Selbstvertrauen gut begleitet?

Wie ist deine Körperhaltung, wenn du dir ganz und gar selbst vertraust?

Wie klingt deine vertrauensvolle Stimme?

Wie ist dein vertrauender Blick?

Was sagst du dir, wenn du dir selbst vertraust?

Und wie sprichst du mit anderen?

Schwinge eine Weile im damit verbundenen umfassenden Glücksgefühl und präge dir den wohltuenden Zustand deines stabilen Selbstvertrauens tief ein, damit du ihn jederzeit zugänglich hast, wenn du ihn brauchen kannst – etwa wenn es darum geht, dich aufzumachen, um dein Wunschgewicht zu erlangen.

Nun vergegenwärtige dir die eine oder andere Herausforderung, die auf diesem Weg auf dich zukommen mag; und achte darauf, wie du diese mit deinem geheilten Selbstvertrauen angehen wirst!

Vielleicht möchtest du zuerst mit einer leichteren Herausforderung beginnen; einer, bei der es fürs Erste nicht um so viel geht – vergegenwärtige dir diese und fühle, wie souverän du die nötige Entscheidung triffst, wenn du gut in deinem Selbstvertrauen verwurzelt bist!

Und wenn du auf diese Weise erfahren hast, wie hilfreich es ist, dir vor einer neuen Herausforderung dein Selbstvertrauen zu vergegenwärtigen, steigere die Schwierigkeitsstufe und visualisiere auch anspruchsvollere Situationen, um sie mit gestärktem Vertrauen in dich selbst virtuell zu proben!

Aktiviere dein Selbstvertrauen immer wieder unter Miteinbeziehung aller Sinne; und spiele in deiner Vorstellung die Meisterung aller möglichen Herausforderungen, die dir auf deinem Weg zu deinem Wunschgewicht entgegenkommen können.

Vielleicht hast du noch Lust, die folgenden Sätze zu ergänzen beziehungsweise die Fragen zu beantworten – möglichst wieder mit beiden Händen, um auch hier die Schätze aus beiden Gehirnhälften zu heben:

„Ich habe den Eindruck, … und … vertrauen mir!“

„Wie fühlt es sich an, wenn ich spüren kann, dass andere mir vertrauen?“

„Wenn es um Wichtiges geht, dann vertraue ich immer … “

„Ich kann mich immer darauf verlassen, dass ich … “

„Als ich mir selbst vertraut habe, da … “

„Wenn ich mir immer vertrauen würde, dann … “

Wenn du jedoch den Eindruck hast, auf der Suche nach deinem Selbstvertrauen nichts dergleichen gefunden zu haben – wenn du also der Ansicht bist, es hätte noch nie in deinem Leben eine Situation gegeben, in der du dir voll und ganz selbst vertraut hast – dann tu einfach so, als wäre dies sehr wohl der Fall gewesen ☺!

Und frage dich:

„Wie könnte es sich anfühlen, wenn ich mir selbst voll und ganz vertrauen könnte?“

„Woran könnten andere erkennen, dass ich mir selbst voll und ganz vertraue?“

„Wie würde ich dabei aussehen – wie wäre meine Körperhaltung?"

„Und wie wäre meine Mimik?"

„Wie klingt meine Stimme, wenn ich in meinem Selbstvertrauen schwinge?"

„Was sage ich mir dann?"

„Und wie gehe ich dann mit anderen um?"

„Welches waren die glücklichsten und erfülltesten Zeiten meines Lebens?"

Vergegenwärtige dir diese, und dann fühle in dich hinein, ob da nicht sehr wohl eine gesunde Portion an Selbstvertrauen mit im Spiel war!

Und vor allem habe bitte Geduld mit dir selbst!

Wenn dir keine eigene Erinnerung zur Verfügung steht, versuche so gut es geht, eine Person zu spielen, die dir ähnlich ist – nur mit dem kleinen Unterschied, dass sie sehr wohl Selbstvertrauen hat.

Oder richtiger ausgedrückt:

Eine Person, die erkannt hat, dass sie sehr wohl Zugang zu ihrem Selbstvertrauen hat und diesen auch nutzt ☺.

Gib bitte nicht auf – und nütze auch EFT, um dein Selbstvertrauen zu stärken das ich dir im nächsten Kapitel ans Herz legen möchte!

Fang mit der einfachen Version an und wiederhole drei Mal:

„Obwohl ich noch zu wenig Selbstvertrauen habe, liebe und akzeptiere ich mich voll und ganz!"

Und dann klopfe die Session (die ich dir gleich zeigen werde) mit dieser Kurzfassung durch:

"Mein mangelndes Selbstvertrauen"

Oder, wenn sich das gut anfühlt:

„Mein heilendes Selbstvertrauen"

Wir haben so unendlich viele Ressourcen zur Verfügung, nur scheint es oft, als wären diese in einem Tresor weggesperrt, zu dem wir den Code vergessen haben.

Aber wir haben alles, was wir je erlebt, gewusst, gekonnt, geschafft und bewältigt haben, in unserem Gedächtnis gespeichert – die Frage ist nur, wie wir Zugang dazu finden können.

Einen guten Zugang finden wir über die vorhin beschriebene Herz-Zentrierung; denn sowohl unser Vertrauen als auch unser Selbstvertrauen sitzen in unserem Herzen.

Aber sehr hilfreich ist auch das Spiel mit EFT – lass dich überraschen!

EFT zur Gewichts-Kontrolle

„Emotional Freedom Technique“ ist eine hoch wirksame Technik aus der energetischen Psychologie, mit der wir sehr wirksam und nachhaltig emotionale Blockaden lösen können, die – so die Annahme – der Ursprung jeglicher Selbstbehinderung sind; uns also daran hindern, das zu bekommen, was wir uns wünschen.

Was ich besonders daran schätze, ist die Tatsache, dass wir sie auch zur Selbsthilfe einsetzen können.

Dabei kombinieren wir das Klopfen einer speziellen Sequenz von Akupunktur-Punkten mit gesprochenen Worten und teilweise auch der Visualisierung, um uns einerseits von begrenzenden Überzeugungen und unerwünschten Gewohnheiten zu befreien; andererseits zur Einstimmung auf die Verwirklichung unserer Wünsche, Ziele und Visionen – also auch auf unser Wunschgewicht.

Neuere Forschungen zeigen, dass wir durch die Stimulation bestimmter energetischer Punkte die Hirnaktivität vor allem in den Stresszentren verändern können. So deaktivieren wir Gehirnareale, die an der Angstempfindung beteiligt sind, bewirken die Ausschüttung des Glückshormons Serotonin und unterbrechen so die destruktiven biologischen Kettenreaktionen in gestörten emotionalen Aktionen und Reaktionen.

Wenn du tiefer in diese Materie einsteigen möchtest, empfehle ich dir das Buch „Klopf die Sorgen weg“, in dem Gary Craig, der Begründer von „EFT“, gemeinsam mit David Feinstein und Donna Eden die Technik selbst, aktuelle Forschungsergebnisse sowie viele Erfahrungsberichte präsentiert.

Prinzip dieser Technik ist es, dich in dem, was jetzt so ist, wie es ist – und genauso wie du jetzt bist –, anzunehmen. Daher lautet der erste Satz (wenn es um Blockaden-Lösung geht), den du mit dem Klopfen der Karatepunkte verbindest und dreimal wiederholst:

„Obwohl ich ... , liebe und akzeptiere ich mich aus tiefstem Herzen!“

Damit bringst du dich psychisch und energetisch in jene Empfänglichkeit, die Veränderung überhaupt erst erlaubt; denn sonst wehrt sich dein innerer Saboteur mit aller Kraft gegen deine Bemühungen.

Die drei Punkte stehen für das, was du nicht mehr willst, was dich stört, ängstigt, ärgert oder anders stresst. Dazu beschreibst du das Unerwünschte genauso, wie du es erlebst; und sprichst diesen Einführungssatz laut, deutlich, mit Gefühl und Nachdruck – während du die Karatepunkte klopfst.

Dabei geht es darum, das Thema anzuerkennen und dich selbst mitsamt diesem Problem anzunehmen, ja zu lieben und zu akzeptieren, obwohl du hier und jetzt offenbar darunter leidest.

Dann folgt die Klopfsequenz, bei der es im Grunde darum geht, den optimalen Energiefluss entlang der Energiebahnen deines Körpers wiederherzustellen. Da deine Meridiane untereinander verbunden sind, reicht das Stimulieren einer bestimmten Auswahl an Punkten, um generell wieder einen guten Energiefluss in Gang zu bringen.

Während du dann jeweils einen Punkt oder ein Punktepaar klopfst, sprichst du laut und deutlich den Erinnerungssatz, also die Kurzfassung deiner ursprünglichen Sentenz. Mit diesem Satz klopfst du einmal die ganze Punktsequenz von eins bis neun durch.

Beispielsweise kannst du dreimal wiederholen:

„Obwohl ich mich zu dick (zu dünn) fühle,

liebe und akzeptiere ich mich aus tiefstem Herzen."

Und dann bei jedem der neun Punkte sagen:

„Mein Übergewicht (Untergewicht)."

„Ich bin zu dick (dünn)."

Das wäre die einfachste Version, die du jederzeit einsetzen kannst – übrigens auch bloß in deiner Vorstellung, wenn es im Augenblick nicht passt, in deinem Gesicht herum zu klopfen; deinem Gehirn reicht die Vorstellung.

Du kannst aber auch verschiedene Aspekte deines Themas mit der Klopfsequenz verbinden – dann kannst du im ersten Teil deiner Klopfsequenz durchaus auch alle negativen Aspekte ansprechen; gegen Ende zu solltest du jedoch vor allem die verschiedenen Aspekte deiner Wunschrealität formulieren.

Klopfe die entsprechende Sequenz so lang durch, bis du den Text durchhast.

Gary Craigs empfiehlt folgende Punkte:

- die beiden Augenbrauenpunkte jeweils am mittleren Ende der Augenbraue,
- die seitlichen Augenpunkte jeweils neben den äußeren Augenwinkeln auf dem Knochenrand,
- die unteren Augenpunkte jeweils unterhalb der Pupille auf dem Jochbein,
- den Punkt unter der Nase in der Mitte zwischen Nase und Oberlippe,
- den Punkt unter dem Mund in der Mitte zwischen Kinn und Unterlippe,
- die Punkte Niere 27 in den beiden Grübchen unterhalb der inneren Enden der Schlüsselbeine,

- die Punkte unter den Armen in Höhe der männlichen Brustwarze oder des BHs,
- die Karatepunkte in der Mitte der beiden Handkanten
- und die Punkte um den Scheitel.

Wenn du möchtest, kannst du dich auch von Gary Craig in seinen Videos anleiten lassen.

Wenn es dir reicht, bei paarig angelegten Punkten einen der beiden zu klopfen, dann bist du in bester Gesellschaft – auch Gary Craig arbeitet so. Mein Wunsch nach Symmetrie lässt dies nicht zu; daher klopfe ich immer beide gleichzeitig.

Die Punkte im Gesicht klopfe mit den Fingerspitzen von Zeige- oder/und Mittelfinger; also entweder mit einem, dem anderen oder beiden zusammen gelegten Fingern.

Die beiden Schlüsselbeinpunkte und den Scheitelpunkt kannst du mit jeweils allen fünf zusammengelegten Fingerspitzen klopfen; damit du mit Sicherheit die richtigen Bereiche stimulierst.

Die Punkte unter den Armen stimulierst du am besten mit den ganzen Handflächen – einseitig oder beidseitig.

Zur Stimulation der Karatepunkte kannst du entweder die beiden Handkanten leicht zusammenschlagen; oder du klopfst die eine Handkante mit den vier zusammengelegten Fingerspitzen der anderen Hand – welche Hand dabei klopft, ist gleichgültig.

Ich bin ein Magnet für mein Wunschgewicht

Hier ist ein Beispieltext zur Inspiration:

Ich bin ein Magnet für mein Wunschgewicht
und ich liebe und akzeptiere mich aus tiefstem Herzen.
Ich darf magnetisch sein für mein Wunschgewicht
und mich aus tiefstem Herzen lieben!
Ich entscheide mich,
ein Magnet für mein Wunschgewicht zu sein
und ich liebe mich bedingungslos.

***

Ich bin ein Magnet für mein Wunschgewicht
und ich erlaube mir,
mit Leichtigkeit abzunehmen (zuzunehmen),
um mein Wunschgewicht zu erlangen
und dann auch beizubehalten.
Ich esse nur mehr Speisen,
die mir dabei helfen,
meine Idealfigur zu erlangen
und dann auch beizubehalten,
und sie schmecken mir vorzüglich,
sodass ich gar keinen Appetit mehr habe
nach all dem Essen,
das mich früher dick (dünn) gemacht hat.
Ich habe große Lust,
die richtige Bewegung zu machen,

die mir hilft, meine Traumfigur zu erlangen
und dann auch beizubehalten.
Es macht mir Spaß, mich zu bewegen
und ich kann spüren,
wie gut es mir tut.
Ich habe alle destruktiven Gedanken aufgelöst,
die mich von meinem Wunschgewicht abgehalten haben
und es macht Freude,
nur mehr konstruktive Gedanken zu denken
und damit auch andere anzuregen
und ein gutes Vorbild zu sein.
Ja, auf dem Weg zu meiner Wunschfigur
bin ich authentisch und glaubhaft,
sodass sich auch andere begeistern lassen,
weil auch sie ihre Idealfigur erlangen wollen;
und gemeinsam sind wir stark,
weil es noch viel mehr Freude macht.
Ich bin ein Magnet für mein Wunschgewicht
und denke mit Nachsicht an all jene,
die mich gelehrt haben,
ich wäre es nicht wert,
mein Idealgewicht zu haben.
Ich bin ein Magnet für mein Wunschgewicht
und ich liebe und akzeptiere mich voll und ganz.

Problem-Unterricht

Ein oft sehr wirksamer Umgang mit (vor allem selbst gemachten, und das sind doch im Grunde die meisten ☺) Problemen ist auch der Versuch, **eine andere Person in der eigenen Problematik zu „unterrichten“**.

Damit agierst du ganz im Sinne von Paul Watzlawicks „**paradoxer Intervention**“ und wirst spannende Einsichten gewinnen.

Normalerweise versuchen wir ja, einer Person, die ein Problem hat, Lösungs-Vorschläge zu machen – hier aber geht es um das genaue Gegenteil.

Die Strategie, andere unser Problem zu lehren, hilft uns (zumindest bei entsprechender Selbstehrlichkeit) oft sehr rasch, zu verstehen, wie wir dieses Problem erschaffen haben – und meist auch am Leben erhalten.

Stell dir also vor, eine andere Person möchte – genau wie du – übergewichtig (oder untergewichtig) sein und weiß nicht, was sie machen soll, damit ihr das genauso gut gelingt wie dir ☺.

Dein Ziel ist es also, diese Person mit all deinen Erfahrungen wirksam darin zu unterstützen, dein Problem quasi nach deinem Vorbild zu erschaffen – also nicht abzunehmen (oder zuzunehmen), obwohl sie sich sehr darum bemüht.

Lege ihr also deine Methode, wie du zu deinem Übergewicht (oder Untergewicht) gekommen bist; und wie du es weiter aufrecht erhältst, möglichst detailliert dar – erkläre ihr genau und in allen Einzelheiten, wie du es machst, dass dir dies so gut gelingt.

Vergiss dabei auch all die negativen Gedankenmuster nicht, die dein Selbstwertgefühl

einschränken; sodass du es dir gar nicht wert bist, dein Wunschgewicht zu erlangen.

Und denke auch an die Verhaltensmuster, die du anwendest, um dich immer wieder in Situationen zu bringen, in denen du zu viel und zu fett (oder zu wenig und zu wenig nahrhaft) isst.

Aber betone klarerweise auch, wie es dir gelingt, jegliche Bewegung tunlichst zu vermeiden (oder exzessiv Bewegung zu machen), um ja bei deinem ungeliebten Gewicht zu bleiben.

Mit dieser Liste deiner (bisher vermutlich großteils unbewussten) Strategien wird dir deutlich bewusst, wie du selbst dein Problem (dein Über- oder Untergewicht) erschaffst und aufrechterhältst; und daraus resultierend wird dir klar, wie neue Wege aussehen könnten, um dich daraus zu befreien ...

Der humoristische Umgang mit einem Problem, das dich bisher meist eher gestresst hat, bringt nicht nur Leichtigkeit ins Spiel und holt dein inneres Kind mit ins Boot; sondern er öffnet dich über die positive Körperchemie auch für deine Kreativität und deine Vorstellungskraft.

Daher wird es dir damit auch leichter gelingen, deine ideale virtuelle Realität zu kreieren.

Lass dich überraschen, wie wirksam der Problem-Unterricht ist, weil er dir neben erfrischendem Schmunzeln auch zahlreiche erhellende Einsichten schenkt!

Satz-Analyse

Eine weitere sehr interessante Möglichkeit, einem Problem auf den Grund zu gehen – die auch unsere Sprachzentren aktiviert – ist in meinen Augen auch die Analyse dessen, was du denkst oder sagst.

Dazu fasse dein Problem möglichst präzise in einem Satz zusammen; und dann konzentriere dich auf jedes einzelne Wort und stelle dazu alle möglichen Fragen, um die Botschaft dahinter zu erkennen.

Dabei erlaube dir, frei zu assoziieren und betrachte alles, was dir dabei in den Sinn kommt, sehr bewusst.

Hier ein Beispiel zur Inspiration:

Der Satz: „**Ich bin zu dick**."

Ich**? → **Was heißt, ich? Wenn ich ich sage, meine ich doch meinen Körper, oder?

Bin**? → **Wie lang schon? Wie lange noch?

Zu**? → **Wer sagt das?

Dick**? → **Woraus besteht das Dicke? Fett und/oder Luft …

Dann finde weitere Assoziationen:

Assoziationen zu „**Fett**":

Verteilung? Farben? Formen? Geschmack? Geruch? Emotionen?

Assoziationen zu „**Luft**":

Farben? Formen? Geschmack? Geruch? Emotionen?

Assoziationen zu „**zu**":

„Zu" ist einerseits eine **Mengenangabe**; aber es deutet auch **geschlossen**, **abgeschlossen**, **eingeschlossen** an…

Das ruft nach diesen Fragen:

Was schließe ich aus?

Was sollte ich abschließen?

Wovor verschließe ich mich?

Wofür sollte ich mich öffnen?

Im nächsten Schritt spiele mit Assoziationen, die dir im Spiel mit folgenden Fragen in den Sinn kommen:

<u>Assoziationen zu meinem Körper:</u>

Welche Emotionen löst mein Körper in mir aus?

Wenn ich ihn im Spiegel sehe?

Wenn ich mich ganz und gar in ihn hineinfühle?

Wenn ich ihn berühre?

Wenn andere ihn berühren?

Welche Berührung ist mir angenehm?

Welche nicht?

Sehe ich mich lieber von vorne oder von der Seite?

Mag ich mich gar nicht sehen?

Wer sieht mich gern?

Wie fühlt es sich an, von anderen gern gesehen zu werden?

Und wie fühlt es sich an, wenn jemand mich nicht gern sieht?

Woran hindert mich „zu dick"?

Wozu zwingt es mich?

Worin liegt der Gewinn?

Was kostet es mich?

Welche Funktion ergibt sich daraus?

Ist mein korpulenter Rumpf wie ein Schutzmantel?

Wovor schützt er mich?

Oder simuliert meine körperliche Fülle eine finanzielle Fülle, die ich nicht habe – aber gern hätte?

Früher galt ein dicker Bauch ja als Zeichen für Wohlstand – vielleicht kennst du den Begriff des „Wohlstands-Bäuchleins". Und denke auch an die Bilder des berühmten Malers Rubens.

Wer in mir braucht mein überschüssiges Fett?

Wer möchte es nicht mehr?

Was sagt mir mein „Fettgewebe" über meine linke Hand?

Auch hier eignet sich der „Dialog der Hände", um dir weitere Informationen ins Bewusstsein zu holen – darauf habe ich dich ja bereits hingewiesen.

Wenn dein Körperumfang vor allem auf starkem Meteorismus beruht, kannst du auch die Luftansammlung in deinen Gedärmen brieflich fragen, warum sie sich so konsequent hält – und lass deine Blähungen dir über deine linke Hand antworten ☺!

Eben fällt mir der Begriff „Aufgeblasenheit" ein …

Als nächstes kannst du mit deiner Körperfülle verhandeln:

Wenn dir beispielsweise deine körperliche Fülle als Kompensation für mangelnde Fülle im Außen dient, frage dein Fettgewebe, ob es einverstanden wäre, dass du dein Gefühl von Fülle auch auf eine andere Weise lebst und nach außen dokumentierst.

Wie wäre es beispielsweise mit finanzieller Fülle?

Erlaubst du dir eine solche?

Wenn du dir deine Adipositas erhältst, weil du dich – bewusst oder unbewusst – an ein beleibtes Vorbild anpassen möchtest, könntest du nachfragen, ob es vielleicht andere Merkmale gibt, über die du deine Solidarität mit diesem Idol dokumentieren könntest.

Welche positiven Charaktereigenschaften könnte ich mir aneignen, um dieser Person ähnlich zu sein?

Ebenso wenn du dir diese Fettpolster vielleicht angeeignet hast, um dich von einer sehr dünnen Person zu distanzieren – frage dich:

Wie könnte ich mich auf andere, gesündere Art und Weise von dieser Person abgrenzen?

Wenn dir deine Körperfülle dazu dient, dich wovor auch immer zu schützen, dann frage nach, ob es nicht andere, vielleicht sogar wirksamere Möglichkeiten gibt, diesen Schutz zu gewährleisten …

Wie könnte ich mich auf andere Art und Weise schützen?

Ohne meinen „Fatbag“ zu „brauchen“?

Lass dich überraschen, welch spannende Einsichten du mit der Satz-Analyse und den daraus folgenden Assoziationen gewinnst!

Und wenn du dich zu dünn fühlst, dann modelliere diese Tipps einfach auf deine Situation um.

Nutzen und Sekundärgewinn

Eine schöne Möglichkeit, einem Problem beizukommen, ist auch, es nach seinem Nutzen zu hinterfragen.

Du kennst vermutlich den Begriff des „**Krankheits-Gewinns**“ – jede Krankheit hat bei entsprechender Selbst-Ehrlichkeit auch so etwas wie einen Sekundärgewinn.

Wir dürfen uns eine **Auszeit** nehmen, man schenkt uns mehr **Aufmerksamkeit** als im gesunden Zustand, wir bekommen **Fürsorge**, **Verständnis** und **Mitleid**, vielleicht auch **Krankengeld** oder eine **Frühpension**...

Bei Problemen auf dem Weg zu deinem Wunschgewicht kann das ähnlich sein, daher mag es sinnvoll sein, dir einige Fragen zu stellen, wenn scheinbar nichts weiter geht.

„Worin könnte der Gewinn dieses aufrechterhaltenen oder immer wieder ins Leben gerufenen Problems (deines Über- oder Untergewichts) liegen?“

„Bekomme ich, so lange ich dieses Problem habe, mehr Zuwendung, Aufmerksamkeit, Mitleid, Hilfestellung, Fürsorge ... ?“

„Führt mich dieses Problem irgendwo hin, wo ich sonst nicht hingekommen wäre?“

„Bringt es mich mit Menschen zusammen, denen ich anders nicht begegnet wäre?“

„Bekomme ich Unterstützung von unerwarteter Seite?“

„Bewahrt es mich vor etwas, was ich fürchte oder aus anderen Gründen nicht erleben möchte?“

So hat beispielsweise eine Frau, die in ihrer Jugend missbraucht wurde, das Gefühl, ihr zu dicker (oder auch zu dünner) Körper schütze sie vor weiteren Übergriffen.

So kann beispielsweise ein Mann nicht abnehmen – obwohl er es bewusst möchte, weil sein Arzt es ihm dringend empfiehlt –, weil er von seiner großen Liebe (die ihn dann verlassen hat) gehört hat, ein Mann ohne Bauch sei wie ein Himmel ohne Sterne.

Indem du diese Hintergründe erkennst, kannst du auch durchleuchten, auf welche andere Weise du diesen Gewinn – und zwar auch ohne dieses Problem – lukrieren könntest:

„Wie könnte ich auf für mich (und / oder für andere) günstigere Art den gleichen Nutzen erzielen?“

Auch an dieser Stelle darf ich dich an den möglichen Einsatz deiner linken Hand erinnern; denn oft verrät sie Informationen, die bisher tief im Unbewussten vergraben waren.

Einstellung zu deinem Körper

Manchmal reicht bereits die Veränderung unserer Einstellung, um ein Problem seiner Lösung zuzuführen – vor allem dann, wenn es ein immer wiederkehrendes ist.

Erinnere dich an das Gebet aus dem 12-Schritte-Programm der Anonymen Alkoholiker:

***„Gott gebe mir die heitere Gelassenheit,
anzunehmen, was ich nicht ändern kann,
den Mut, zu ändern, was ich ändern kann,
und die Weisheit,
das eine vom anderen zu unterscheiden!“***

Ich finde diese Sichtweise sehr klug und stresslösend – wenn es uns wirklich gelingt, sie umzusetzen!

Manchmal ist es nicht möglich, die Situation oder die Tatsachen zu ändern; und andere Menschen mit ihren zuweilen verletzenden Reaktionen können wir ohnehin nicht ändern – aber unsere Einstellung zu all dem liegt immer in unserer Macht.

Viktor Frankl drückt es so aus:

„Alles kann man einem Menschen wegnehmen – alles außer seiner letzten Freiheit, in jeder Situation seine Einstellung zu wählen!“

Frage dich daher:

„Inwieweit halte ich mit meiner Einstellung zu meinem Körper mein Übergewicht (oder Untergewicht) fest?“

„Welche Einstellung wäre hilfreicher, um mein Wunschgewicht zu erlangen?“

Wenn du beispielsweise ständig ein Problem damit hast, dass deine Figur nicht deinen Wünschen entspricht, dann wird es hilfreich sein, dir eine neue Einstellung zu deinem

Körper anzueignen und Ausschau zu halten nach all dem, was du an ihm magst.

Denn genau wie dein innerer Saboteur (alias Schweinehund) wird auch dein Körper kooperativer sein und bei deinem Wunsch mitwirken, wenn du ihm mit Wertschätzung entgegenkommst; anstatt ihn ständig zu kritisieren.

Wenn du ein Problem hast mit den Spuren, die die fortschreitende Zeit in deinem Körper – und da vor allem an den gut sichtbaren Stellen ☺ – hinterlässt und jedes Mal unglücklich bist, wenn du deinem Spiegelbild begegnest, dann wäre meiner Ansicht nach auch eine kleine Einstellungsänderung angesagt.

Wenn du dir ein vernünftiges Bewegungsprogramm aneignen möchtest, aber von Churchills „*No Sports!*" oder – weil es sich so schön reimt – „*Sport ist Mord*" überzeugt bist, dann stehst du dir perfekt selbst im Weg; und dann wäre auch da eine neue Einstellung sinnvoll.

Manchmal ist auch etwas Abstand wertvoll, daher kannst du dich auch fragen:

„Wie sähe dieses Problem – mein Gefühl, ich wäre zu dick (zu dünn) – aus, wenn ich es aus der Sichtweise ‚ein Jahr später' betrachten würde?"

„Welche Relevanz hätte dieses Problem, wenn meine Lebenszeit begrenzt wäre?"

Was sie natürlich ist, nur weiß niemand wieviel. Daher hilft uns die bewusst gemachte Perspektive „ich habe nur mehr eine gewisse Zeit zu leben" oft, einen Schritt zurückzutreten und die Beobachter-Position einzunehmen – und damit die Relevanz des entsprechenden Problems neu zu definieren.

Eine Frage, die wieder etwas Humor ins Spiel bringt, wäre:

„Wie würde ein Wesen von einem anderen Stern mein Übergewicht (Untergewicht) sehen?“

„Könnte mir diese Sichtweise helfen, indem sie meinen Horizont erweitert?“

Vielleicht kennst du das Buch „Mary“ von Ella Kensington, das genau diese Sichterweiterung thematisiert – wenn nicht, dann lege ich es dir ans Herz. Denn wenn du es mit der nötigen Selbstehrlichkeit liest, wirst du dich oft wiedererkennen – leider nicht in der problemfreien Mary, sondern in Michael, der ein Vollprofi im Probleme-Kreieren ist ☺!

Interessant können auch folgende Fragen sein:

„Welchen Gewinn könnte ich aus der Tatsache, dass ich noch nicht mein Wunschgewicht habe, ziehen?“

„Welche Stärken hilft sie mir, zu entwickeln?“

Disziplin? Selbstvertrauen? Durchhaltevermögen?

Was fällt dir alles ein?

„Und welche Schwächen hilft sie mir, zu überwinden?“

Deine Geduld, wenn es länger als erhofft dauert, dein Wunschgewicht zu erreichen?

Vielleicht deine Toleranz anderen Übergewichtigen (oder Untergewichtigen) gegenüber?

Deine Willensschwäche?

Was noch?

Endlos-Schreiben – inneres Brainstorming:

Eine schöne Möglichkeit mit Worten zu spielen, um einem Problem auf den Grund zu gehen, ist auch das Endlos-Schreiben.

Übergewicht hat – ebenso wie Untergewicht – sehr oft tief sitzende Ursachen, die es zu erkennen und aus der Welt zu schaffen gilt; denn sonst erreichen wir unser Wunschgewicht nie – oder immer nur für kurze Zeit.

Um verborgene Ursachen für dein Gewichts-Thema ans Tageslicht zu holen, schreibe für 10-15 Minuten ununterbrochen alles auf, was dir dazu einfällt.

Dabei ist wichtig, möglichst schnell und tatsächlich ohne Unterbrechung zu schreiben; auch wenn dir nichts mehr einfällt – dann schreibe unbeirrt weiter; etwa dass dir nichts mehr einfällt.

Oder wenn du diese Methode blöd findest, dann schreibe genau das nieder – ununterbrochen und so rasch wie möglich, denn es muss nicht schön aussehen.

Oft kommen nämlich gerade nach einer solchen Phase des Es-fällt-mir-nichts-mehr-ein oder Das-ist-eine-blöde-Technik oder Ist-die-Zeit-nicht-endlich-vorbei die interessantesten geistigen Ergüsse ans Tageslicht.

Je schneller du schreibst, umso eher überforderst du deinen kritischen Geist, der dann irgendwann seine Kontrolle aufgibt – und genau dann tauchen bisher verborgene Inhalte aus deinem Unterbewusstsein auf.

Speziell dann, wenn du das mit beiden Händen zelebrierst – also zuerst mit deiner dominanten Schreibhand und dann auch mit der anderen.

Auf diese Weise bekommst du Zugang zu einer oft erstaunlichen Menge an Informationen, die sonst allzu leicht von deiner inneren Kontrollinstanz zensiert werden und dir daher verloren gehen.

Interessanterweise kommen diese Inhalte scheinbar in vollkommenem Durcheinander an die Oberfläche.

Aber wenn du dann im Nachhinein näher hinsiehst, wirst du höchstwahrscheinlich erkennen, dass hier sehr wohl ganz klare Assoziations-Ketten ablaufen – so funktioniert unser Gehirn.

Urteile nicht während des Schreibens – das kannst du nachher machen: die Sichtung deiner „Beute" und die vernunftmäßige Aufarbeitung all dessen erfolgt erst dann, wenn du genug Material zutage befördert hast.

Der nächste Schritt wäre demnach, dieses scheinbare Informations-Chaos nach kostbaren Einsichten zu sichten und zu strukturieren.

Wenn du also trotz wiederholter vergeblicher Versuche, abzunehmen (oder zuzunehmen) wissen möchtest, woran dies liegt, dann spiele mit dem Endlos-Schreiben Perlenfischer und tauche in die Tiefe ein – und wundere dich über die Aha-Erlebnisse, die dir zuteilwerden!

Wort-Ping-Pong

Eine gute Möglichkeit, zusätzliche wertvolle Informationen aus dem Labyrinth deiner Hirnwindungen ans Tageslicht zu befördern, bietet auch folgendes Spiel:

Nimm ein Blatt Papier – A4 oder noch besser A3 – quer und schreibe am linken Rand 20 Mal oder öfter „einerseits möchte ich“ untereinander und etwa in der Mitte des Blattes ebenso oft „andererseits möchte ich“ auch wieder untereinander.

Einerseits will ich ... andererseits will ich ...

Einerseits will ich ... andererseits will ich ...

Einerseits will ich ... andererseits will ich ...

Und so fort ...

Vergegenwärtige dir dein Gewichts-Problem und lass alle Assoziationen hochkommen, die dir bei diesem Wort-Ping-Pong einfallen.

Und genau wie beim Endlos-Schreiben ist es hier wieder wichtig, möglichst rasch und ohne Unterbrechung zu schreiben; denn nur so wird dein innerer Filter überfordert und lässt auch Informationen durch, die sonst allzu leicht weggeblendet werden und dadurch verloren gehen.

Diese Filterfunktion ist in vielen Alltagssituationen durchaus nützlich und sinnvoll, denn ohne sie würden wir wohl durchdrehen.

Aber wenn es darum geht, in die Tiefe zu tauchen, dann ist sie logischerweise eher hinderlich – und das rasche Schreiben ohne Unterbrechung ist eine gute Methode, diesen Zensor für eine Weile auszuschalten.

Wenn du bei diesem Spiel den Eindruck hast, es käme nichts mehr, dann schreibe ruhig mehrmals hintereinander dasselbe – auch die so entstehende Monotonie ist eine gute Methode, um deinen Kontrolleur zu langweilen und auszuschalten.

Ich habe oft erlebt, wie genau nach einer solchen Phase der scheinbaren Leere erstaunlich Substanzielles zutage getreten ist.

Also lass dich überraschen!

Gewichts-Probleme und Alleingeburt

Ungewolltes Übergewicht kann ebenso wie Untergewicht ein Indiz für eine spezielle Anlage sein, die weit häufiger ist, als allgemein bekannt – aber leider noch ein „Geheimtipp“ – ist.

Aber weil ich selbst davon betroffen bin – und erfahren habe, wie wertvoll ihre Offenbarung für mich war und tagtäglich ist –, möchte ich dich zum Ende unserer gemeinsamen Reise noch darauf hinweisen.

Vielleicht bist ja auch du damit zur Welt gekommen, sodass dich das Gesetz der Resonanz zu diesem Buch geführt hat; weil sich deine Seele wünscht, dass du erfährst, ein alleingeborener Zwilling (oder Drilling...) zu sein.

Und nun gilt es, dieser Offenbarung nachzugehen und mehr zu diesem Thema zu erfahren – wenn du dich angesprochen fühlst, dann lies mein Buch „Alleingeborener Zwilling“. Oder gönne dir meinen kostenfreien „Erkenne deine Einzigartigkeit Kurs“ (den du in meiner Lebenswert-Oase findest; und den Link dazu findest du am Ende des Buches) und lass dich von all den spannenden Aha-Erlebnissen überraschen!

Wir Alleingeborenen neigen speziell in stressvollen Lebensphasen zu diversen Störungen im Essverhalten, die in ihrer Extremform zur Magersucht oder Bulimie ausarten können; aber auch zu unerwünschtem und kaum zu meisterndem Übergewicht führen können.

Die Magersucht ist ja im Grunde die direkte Auswirkung der Selbstablehnung, die bei uns auf irrationale Schuldgefühle zurückzuführen ist. Spiegelt teils aber auch die Unfähigkeit, uns in der eigenen Geschlechterrolle anzunehmen, wenn der verlorene Zwillinge vom anderen Geschlecht war.

Andere essen wieder ständig für zwei – natürlich ohne sich dessen bewusst zu werden – und nehmen daher mehr zu, als ihnen Recht ist. Ganz so, als müssten sie zwei Körper ernähren, von denen aber nur einer geboren wurde.

So glaube ich, dass vielen chronisch Übergewichtigen mit dieser Offenbarung ebenso geholfen werden könnte wie anorektischen Menschen.

Es gilt also, die Ursache dieses selbst zerstörerischen Essverhaltens zu erkennen und anzuerkennen; und dann wäre natürlich Liebe zu sich selbst und das Im-Ja-Sein auch und gerade zu diesem zu dicken, oft aber auch ausgemergelten Körper das probate Heilmittel.

Die liebevolle optische Erkundung des eigenen Körpers vor dem Spiegel, ist für uns eine ganz besondere Herausforderung; dennoch ist sie meiner Ansicht nach das Mittel der Wahl. Ebenso das liebevolle taktile In-Besitz-Nehmen der eigenen Körperformen – am besten mit geschlossenen Augen.

Spiele mit diesem kleinen Ritual, das dir helfen mag, dich mit deinem Körper anzufreunden und ihn lieb zu gewinnen!

Dazu ist es hilfreich (wenn auch anfangs teils recht anspruchsvoll), dich nackt vor einen Spiegel zu stellen und deinen Körper mit all seinen Aspekten zu erkunden; also erst einmal optisch in Besitz zu nehmen.

Entdecke Detail für Detail in einer Art Reise durch die Welt deines eigenen Körpers!

Das mag sich anfangs wie die Begegnung mit einem fremden Wesen anfühlen und wird dir einiges an Geduld abverlangen – aber diese Geduld lohnt sich!

Dann kannst du deine körperlichen Formen auch taktil erkunden, fühlend erfahren und aufmerksam wahrnehmen – gleichermaßen aktiv und passiv!

Streichle deinen Körper (mit den Handflächen, dem Handrücken, den Fingerspitzen…) und empfinde liebevoll zart seine Konturen nach!

Betaste jede zugängliche Stelle deines Körpers behutsam und zugleich sehr aufmerksam – entdecke seine weichen Stellen ebenso wie seine härteren, festeren, vielleicht auch gespannteren.

Und schenke dir dabei jene Zärtlichkeit, die du dir von einem geliebten Du wünschst.

Schließe zwischendurch auch die Augen, um dich noch aufmerksamer in deiner Körperlichkeit wahrnehmen zu können – und damit als wahr anzunehmen!

Und fühle zugleich im Annehmen deiner Zärtlichkeit, wie es sich anfühlt, so liebevoll berührt, gestreichelt und angenommen zu werden!

Erlebe diese Entdeckungsreise in der du deine Körperwelten sehr bewusst nicht nur aktiv im liebevollen Berühren, sondern auch passiv im wohligen Berührt-Werden erlebst!

Berührt-Werden übrigens im doppelten Sinn: denn diese liebevolle Erkundung wird dich unweigerlich auch emotional berühren!

Mit diesem Ritual kannst du auch noch in späteren Jahren all das nachvollziehen, was kleine Kinder ganz intuitiv machen: ihren Körper in Besitz nehmen – und dies sowohl als alleingeborener Zwilling, als auch als Einling.

Nachwort

In diesem Buch habe ich dir wie in einer Art Frühstücksbuffet viele Spiele angeboten, mit denen du dir helfen kannst, dein Wunschgewicht zu erlangen und dann auch in einem gesunden Rahmen zu halten.

Da ich immer wieder die Erfahrung mache, dass Themen, die uns unter Stress setzen, komplexer sind und etwas mehr Aufmerksamkeit brauchen; habe ich dir hier nicht nur Techniken angeboten, sondern auch Erklärungen, um auch deine linke Gehirnhälfte zufrieden zu stellen.

Für mich erweist es sich als sehr wertvoll, eine Art reich bestückten Werkzeugkoffer zur Verfügung zu haben, aus dem ich manche Instrumente oft gebrauche, andere wieder ganz selten zum Einsatz kommen – dennoch bin ich sehr froh, sie zur Verfügung zu haben.

Und das gilt für meine materielle Werkzeugsammlung ebenso wie für meine mentale und emotionale.

Wenn du dieses Buch nicht nur gelesen, sondern die vielen verschiedenen Methoden, die ich dir angeboten habe, auch selbst probiert hast, wirst du wahrscheinlich Vorlieben für einige entdeckt haben; während dir andere augenblicklich nicht so sehr liegen.

Aber weil ich möglichst viele Menschen ansprechen möchte, trachte ich immer danach, eine möglichst breite Palette an Strategien anzubieten; sodass jeder und jede sich daraus einen sehr persönlichen Werkzeugkoffer zusammenstellen kann; je umfangreicher desto besser.

Natürlich wünsche ich mir, dass all diese Techniken auch tatsächlich Eingang finden in deinen Alltag. Denn sie bloß einmal gelesen und vielleicht kurz gekostet zu haben, wird dir nicht den gleichen Effekt bringen, wie der regelmäßige Einsatz all dessen, was du als für dich wertvoll erkannt hast – und vor allem was dir Freude bereitet.

Zustandsabhängiges Lernen meint, dass wir umso mehr Gewinn erzielen, je mehr Lust wir beim Lernen und Umsetzen empfinden.

In diesem Sinne wünsche ich dir (und mir für dich!) viel Freude, Genuss, Leichtigkeit, Lachen und – warum nicht? – Begeisterung angesichts mancher Aha-Erlebnisse, die du in der Umsetzung all dessen gewinnen wirst; aber vor allem Erfolg im Erreichen deiner Ziele.

Und wenn du Lust hast, mir anregendes Feedback zu geben, freut es mich ☺.

Danksagung

Auch die Entstehung dieses Buches verdanke ich zu einem wesentlichen Teil meiner wunderbaren Tochter – wieder hat sie mit ihren klugen Hinweisen mein Material bereichert, hat mit ihren humorvoll-kritischen Hinweisen manches zurechtgerückt und mich immer wieder zum Lachen gebracht.

Darüber hinaus hat sie mich mit ihren eingehenden Fragen zu mehr Klarheit angeregt und mich so im „Gebären" auch dieses „Wort-Kindes" liebevoll begleitet – DANKE dafür, mein Engel!

Mein Dank gilt auch meinem Vater, der auch dieses Buch von jenseits der Regenbogenbrücke in die Hände derer spielen wird, die davon profitieren können.

Bedanken möchte ich mich auch bei den vielen Teilnehmern und Teilnehmerinnen meiner Seminare, die mich in den letzten dreißig Jahren begleitet haben – sie haben mich gefordert und gefördert; unter ihrer Begleitung durfte ich die werden, die ich heute bin – und doch bloß eine Momentaufnahme mitten in einer nie endenden Entwicklung.

Und last but not least danke ich meiner Verlegerin und lieben Freundin Angelina Schulze, die nun auch dieses Wortkind mit mir herausgibt – es tut sehr wohl, dich an meiner Seite zu wissen, liebe Angelina!

Kontakt zur Autorin

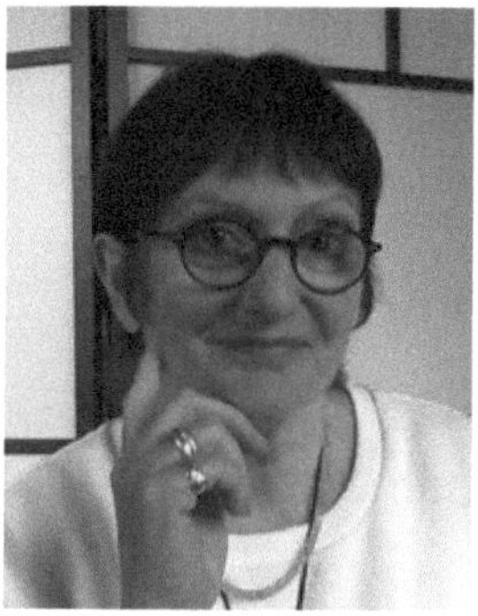

Dr. Michelle HAINTZ

Wer bin ich?

Als ursprünglich ausgebildete Ärztin bin ich heute vorwiegend als Schriftstellerin tätig. Sowie als bildende Künstlerin.

Parallel dazu bin ich Trainerin in der Persönlichkeits-Bildung: in Seminaren, Gruppen und in der Einzelberatung.

Worin sehe ich meine Lebensaufgabe?

Ich begleite Menschen, die in Resonanz mit mir schwingen, in die freudige und lustvolle Entfaltung ihres Potenzials. Wichtige Bausteine sind dabei Stressbewältigung und Kreativitätstraining. Mein wichtigstes Credo ist:

„Wir brauchen nicht über uns selbst hinaus zu wachsen, wir sind groß genug. Es reicht, wenn wir damit aufhören, uns selbst kleiner zu machen, als wir sind; aber auch anderen nicht mehr erlauben, uns klein zu machen.

Es gilt also letztlich, unsere wahre Größe einzunehmen, indem wir in uns selbst hineinwachsen!“

Wichtige Ansprechpartner sind „HSP – hochsensible und hochsensitive Persönlichkeit“ sowie Menschen, die als „alleingeborener Zwilling“ zur Welt gekommen sind und Scanner Persönlichkeiten.

Meine Webseiten sind:

https://michellehaintz.com/

https://quanten-bewustheit.de/

https://seelenfitness.info/

https://hsp-test.info/

https://alleingeborener-zwilling.com/

https://lebenswert365.info/

E-Mail:

michelle@lebenswert365.info

dr.michelle.haintz@aon.at

Facebook „Hochsensibilität im neuen Licht“:

https://www.facebook.com/drmichellehaintz/

Facebook privat:

https://www.facebook.com/michelle.haintz.79

YouTube:

https://seelenfitness.info/youtube-kanal/

Weitere Produkte der Autorin:

Mehr E-Books und Bücher von mir findest du auch auf meiner Autorenseite auf Amazon:

https://seelenfitness.info/Michelle-Haintz-Amazon/

Und hier sind drei Übersichten über meine Produkte:

https://seelenfitness.info/produktuebersicht-haintz/

https://lebenswert365.info/produktseite-lw/

https://lebenswert-oase.com/

Meine Meditationen findest du hier:

https://lebenswert365.info/meditationen_enzln/

Bist du interessiert am Verlagsprogramm mit weiteren E-Books und Büchern?

https://as-infothek.de/ebook-buch/

FSC
www.fsc.org
MIX
Papier | Fördert
gute Waldnutzung
FSC® C083411

Kolibri 360 GmbH
Ferdinand-Jühlke-Straße 7
99095 Erfurt, Deutschland
produktsicherheit@kolibri360.de